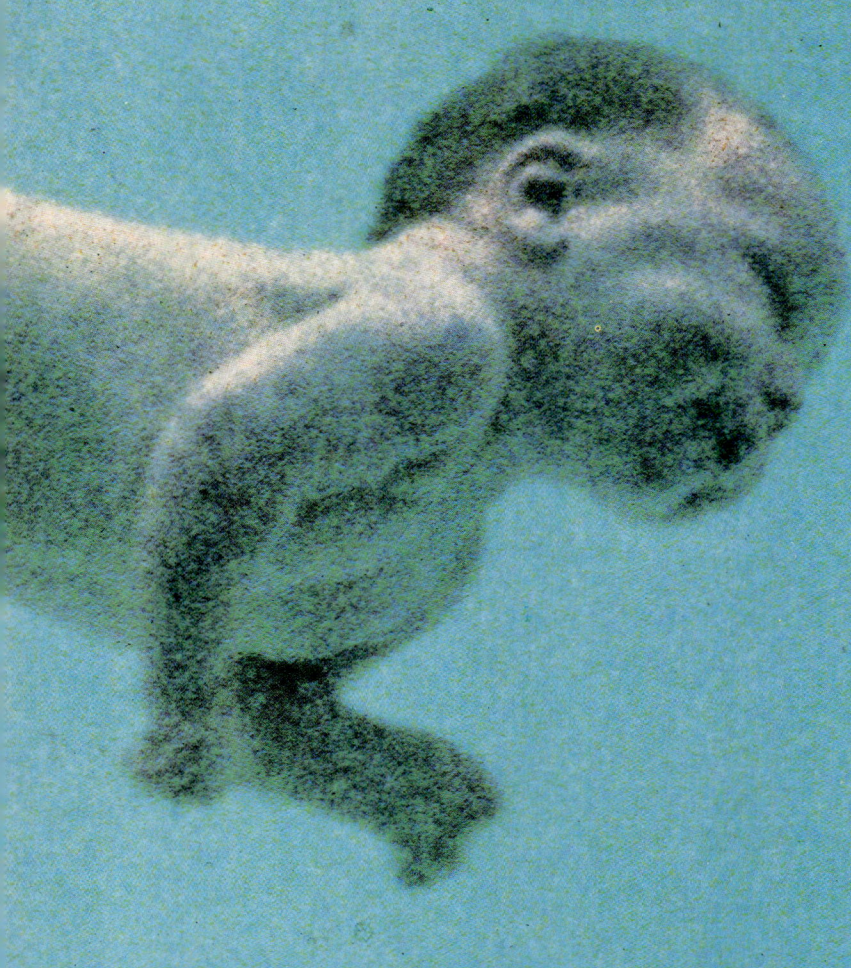

WASSER BABYS

Erik Sidenbladh

WASSER

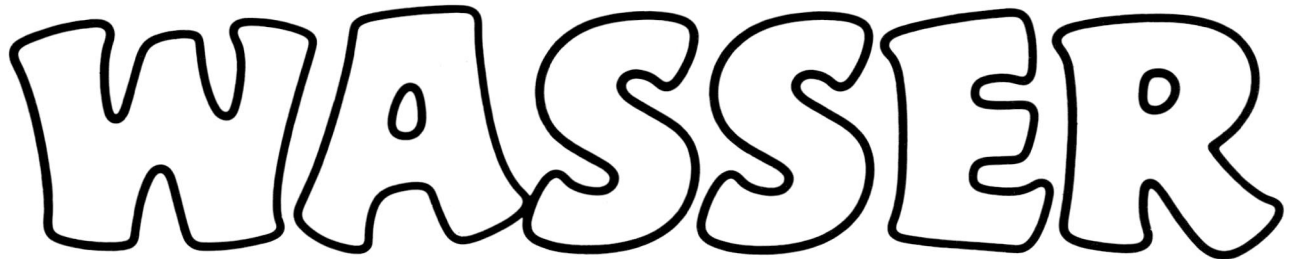

BABYS

Geburt und Entwicklung
in unserem Urelement

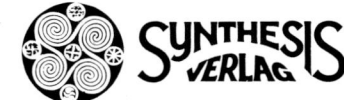

SYNTHESIS VERLAG

Übersetzung aus dem Englischen von Christine Rassmann

Titel der schwedischen Originalausgabe: Vattenbarn
                        erschienen bei: Akademilitteratur AB, Stockholm

Copyright © 1982 (Text) Erik Sidenbladh

Copyright © 1982 (Bild) Akademilitteratur AB

Copyright © 1983 der deutschen Ausgabe beim
               SYNTHESIS VERLAG S. Gerken
               Lutterbecks Busch 9
               D-4300 Essen 1

Satz: ZERO-Photosatz, Rheinberg

Druck: L.E.G.O. Spa, Italien

Auflagen

10 9 8 7 6 5 4 3 2 1   83 84 85 86 87

ISBN 3-922026-18-4

Inhalt

Vorwort

Wasserbabys ist ein Buch über eine konstruktive neue Methode der Geburt und Kindererziehung, die von dem sowjetischen Forscher Igor Tjarkovskij entwickelt wurde.

In einer Zeit, in der die meisten Wege zu konstruktiver Veränderung versperrt scheinen oder uns ängstigen, fanden wir es wichtig, dieses Buch zu veröffentlichen — eine persönliche Bestimmung und Vision darzustellen, die vielleicht neue Wege zu einem besseren und erfüllteren menschlichen Leben eröffnet.

Igor Tjarkovskij nimmt, wie alle Visionäre, in seiner Arbeit keine Rücksicht auf Dogmen und allgemein akzeptierte Ideen. Viele Gedanken in diesem Buch sind dem westlichen Publikum vielleicht neu. Tjarkovskij stellt Behauptungen auf, die mit dem Gedankengut unserer etablierten Wissenschaften kollidieren. Er ist eben ein Russe; er ist Teil einer Kultur zwischen Ost und West, in der die Grenzen der Wissenschaft lockerer gesteckt sind. Er arbeitet mit Wissensgebieten, die zu erkunden nur wenige westliche Forscher Gelegenheit haben.

Tjarkovskij, wie die meisten Menschen, die aus eigenem Antrieb forschen, führt seine Untersuchungen gewöhnlich allein und in kleinem Rahmen durch. Auch wenn seine Ideen allmählich mehr Zustimmung finden, hat er wenig Gelegenheit, sie innerhalb eines institutionellen Rahmens auszutesten. Wie dieses Buch erkennen läßt, finden in der Sowjetunion Geburten unter vergleichsweise einfachen Umständen statt. Tjarkovskijs Entbindungen verlaufen dennoch außerordentlich erfolgreich. Die einzigartigen Bilder — sie stammen aus einem Amateurfilm über Igors Arbeit — zeigen mit feinfühliger Eindringlichkeit, daß wir Menschen auf neue Weise geboren werden und fröhlich und vertrauensvoll in unserem ursprünglichen Element leben können — dem Wasser.

Dieses Buch, in dem es um Visionen und Möglichkeiten geht, ist keine wissenschaftliche Untersuchung im klassischen Sinne des Wortes. Der Autor hat es vorgezogen, eine persönliche, fragende, forschende Reportage zu machen. Das Buch liefert keine endgültigen Antworten, keine fertigen Methoden. Igor Tjarkovskijs Arbeit zeigt uns, daß nicht alle Wege versperrt sind. Seine Theorie, daß wir lernen müssen, in unserem ursprünglichen Element, dem Wasser, zu leben, damit wir das ganze Potential unserer Anlagen entwickeln können, eröffnet neue Aussichten für das menschliche Leben auf der Erde.

1 . . . diese Neugeborenen

schwimmen wirklich . . .

Ich habe die Filme und die Farbphotos gesehen. Ich habe in vielen Sprachen Zeitungsartikel über diese Neugeborenen gelesen, die schwimmen können. Ich habe mit Leuten gesprochen, die etwas davon verstehen und die mir versichert haben, daß es wirklich möglich ist.

Trotzdem ist es ein merkwürdiges Gefühl, wie ich hier bis zur Brust im lauwarmen Wasser eines Moskauer Hallenbades stehe. Überall um mich herum planschen, schwimmen und tauchen Babys und Kinder. Die ältesten vergnügen sich damit, auf den Beckenrand zu klettern, nur um gleich wieder mit begeistertem Gekreisch ins Wasser zurückzuspringen. Dort tauchen sie unter wie kleine Fischotter und bleiben über lange Zeitabschnitte hinweg unter Wasser.

Die jüngeren Kinder — die unter einem Jahr — sind nicht so geübte Schwimmer. Sie bleiben lieber in der Nähe eines Erwachsenen, wenn auch genausoviel unter der Wasseroberfläche wie darüber. Die Allerkleinsten sind unter der Obhut eines Erwachsenen, der sie ruhig und rhythmisch für jeweils ein paar Sekunden unter Wasser taucht. Sie haben auch besonders konstruierte Flaschen, an denen sie unter Wasser saugen können.

Das lebhafteste Kind im Becken ist Kostja, ein Dreijähriger mit gutentwickelten Muskeln und präzisen, kontrollierten Bewe-

15

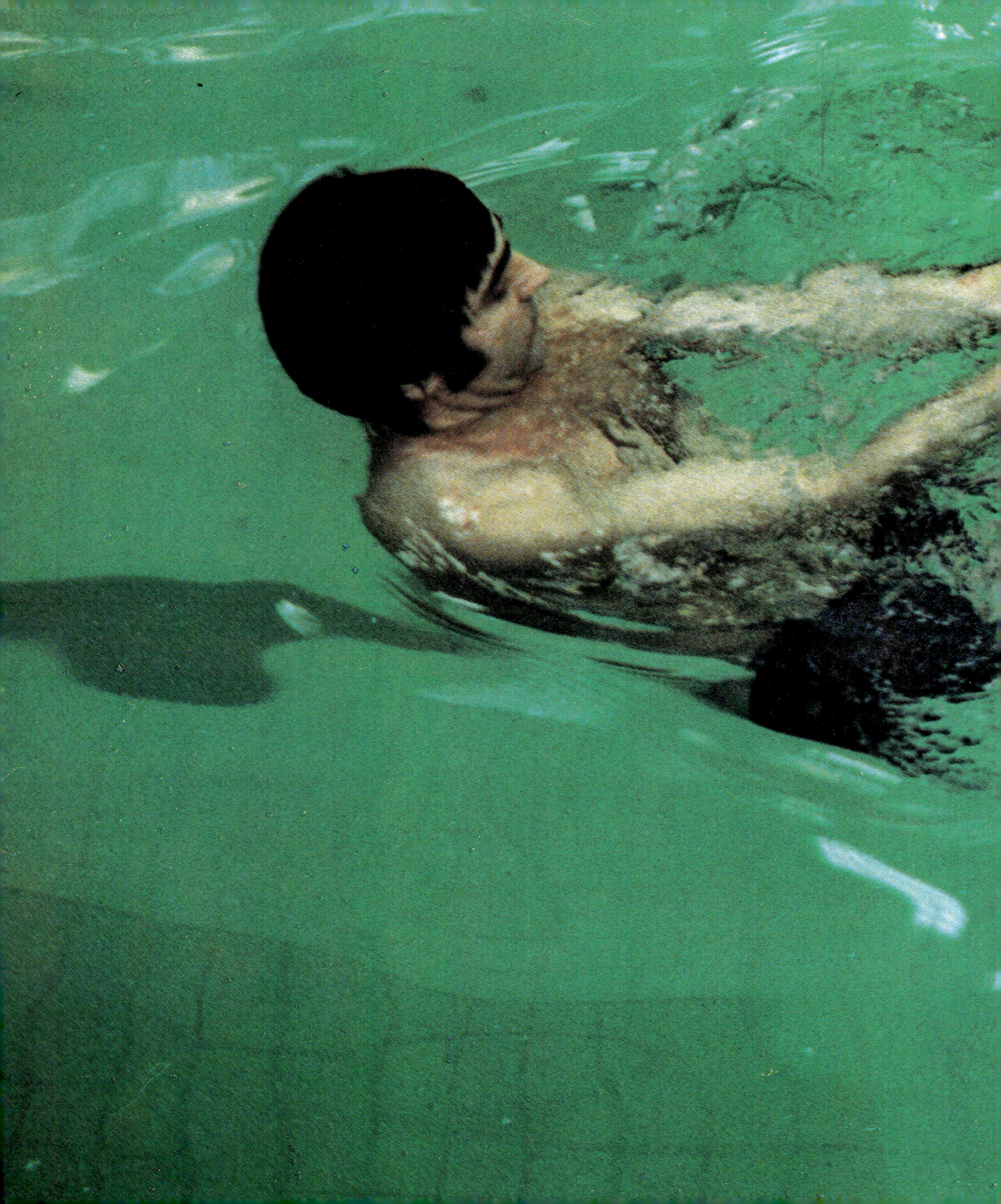

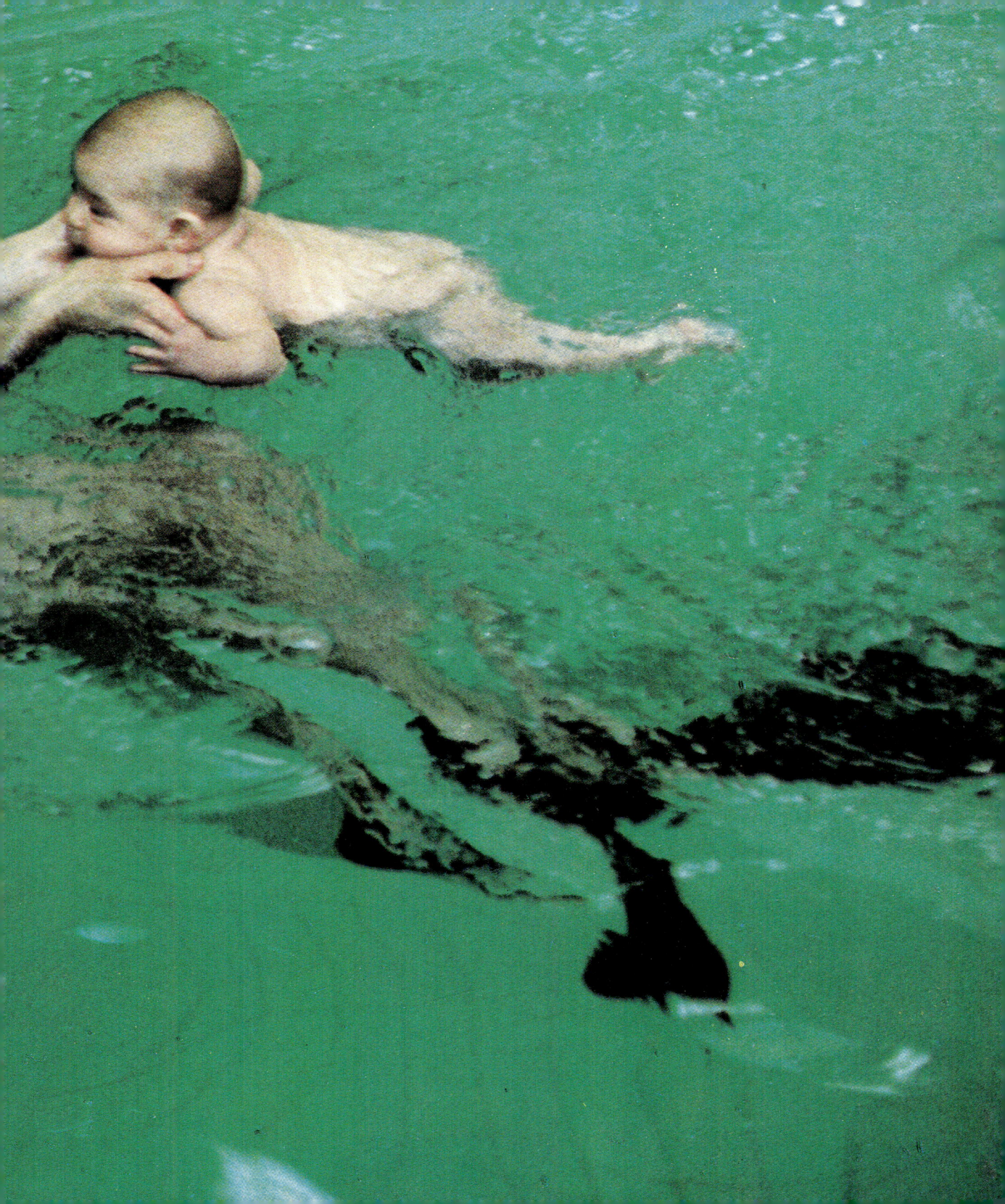

gungen — wirklich athletisch, wenn man diesen Ausdruck für ein so kleines Kind gebrauchen kann. Er ist ernst und selbstbeherrscht, im Moment allerdings sehr eifersüchtig: Vati soll nicht mit dem kleinen Bruder Kolja, acht Monate alt, spielen. Vati soll mit ihm schwimmen.

„Vati" ist Igor Tjarkovskij, der sowjetische Forscher, der auf dem Gebiet des Babyschwimmens in der Welt führend ist, der mit seinen Photos von schwimmenden und tauchenden Neugeborenen eine Sensation entfachte und der das Interesse der Wissenschaftler weckte mit seinen Theorien über die Bedeutung des Lebens im Wasser für die Entwicklung des Kindes.

Hier im Schwimmbecken ist er wirklich in seinem Element. Er geht sehr bestimmt mit den Kindern um und zugleich sehr zart. Er zeigt den Eltern, wie sie ihre Kinder untertauchen, wie sie mit ihnen spielen und sie dazu bringen, ohne Angst unter Wasser zu bleiben.

Das kleinste Kind hier im Wasser ist Masja, zwei Monate alt. Als wir sie vor dem Training mit ihren Eltern draußen treffen, war sie in Decken eingewickelt wie das Christuskind auf einem Fresko — ein oranges Bündel mit roten Bändern verschnürt, und nur am einen Ende schauten der Zipfel eines Lakens und eine Nasenspitze heraus.

Jetzt ist sie ganz unbehindert. Igor taucht sie ein paar Mal unter Wasser, dann reicht er sie plötzlich mir herüber: „Du hast gesehen, wie man's macht."

Verblüfft stehe ich da und halte sie an meine Brust. Ihre Mutter, die am Beckenrand steht, lächelt mir aufmunternd zu. Zögernd sage ich „du-du-du" zu Masja, wie Igor das gemacht hat. Halte sie unter den Armen, ziehe sie unter Wasser, dann zu mir her und herauf, aus dem Wasser heraus. Sage wieder „du-du-du", tauche sie, ziehe sie her und wieder herauf. Immer und immer wieder. Sie wimmert ein bißchen, aber ich verstehe, es ist hauptsächlich, weil ich ihr fremd bin, nicht weil sie ins Wasser getaucht wird. Die ganze Zeit schaut sie mich durch das klare

Die etwas älteren Kinder springen gerne vom Beckenrand; sie kommen immer wieder ins Wasser zurück, wo sie sich völlig zu Hause fühlen.

18

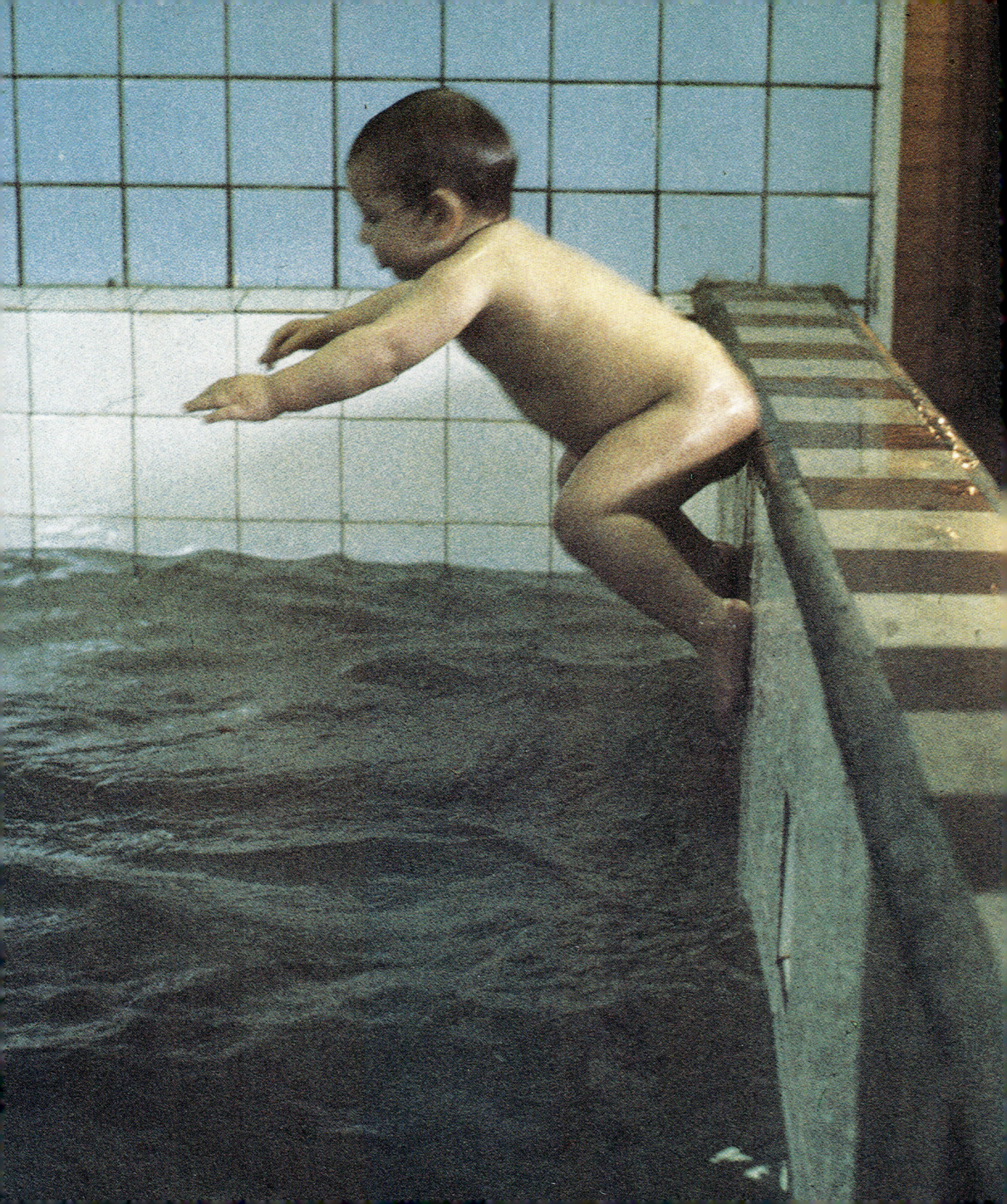

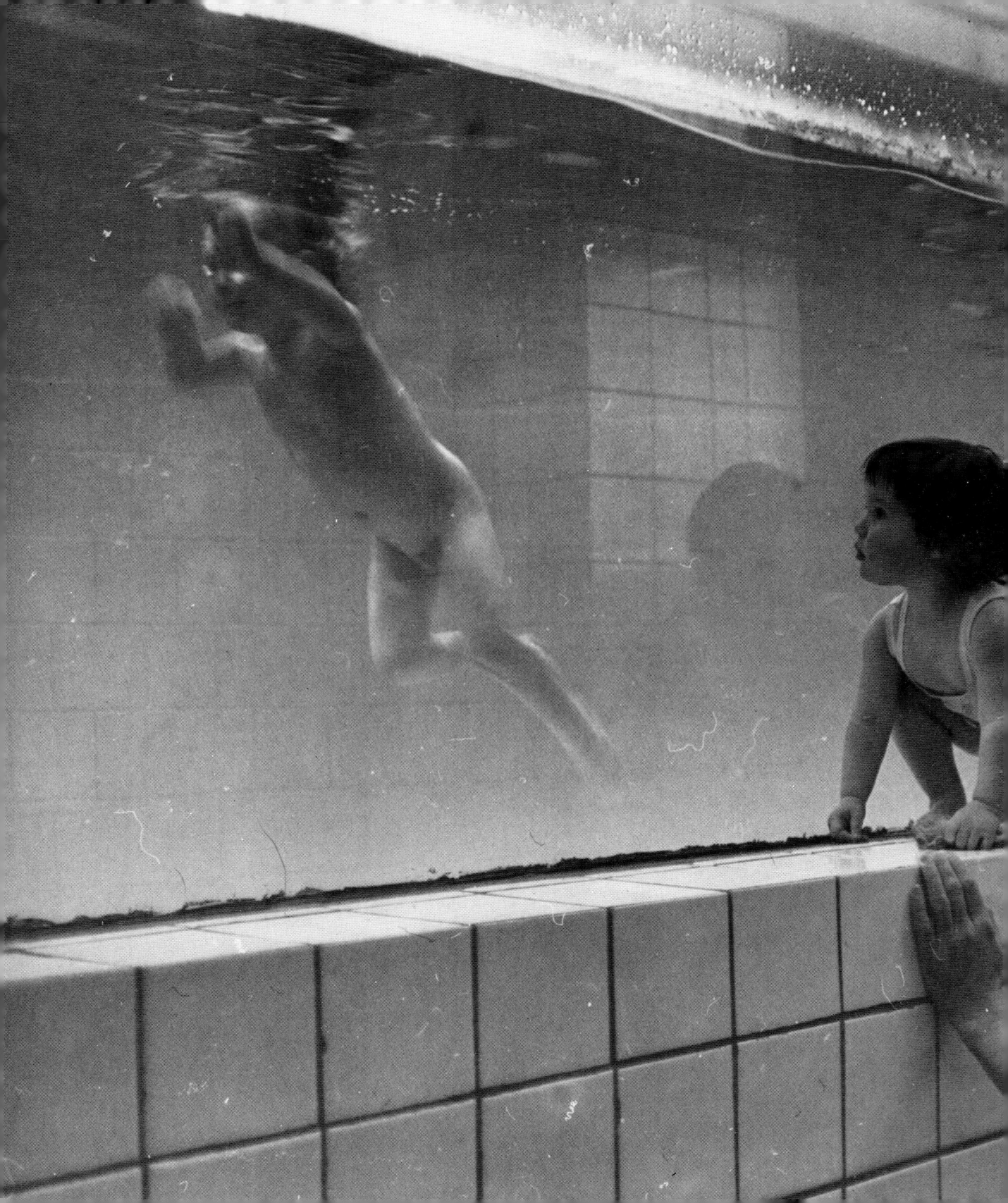

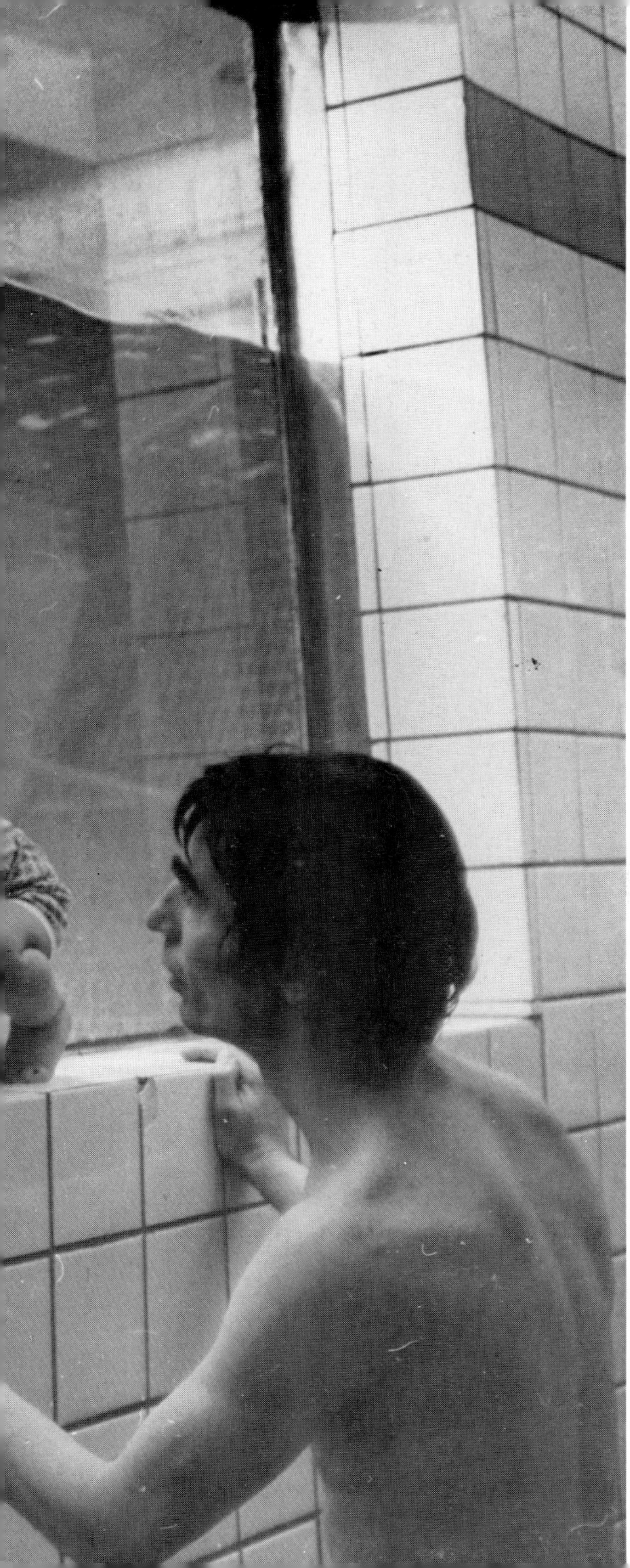

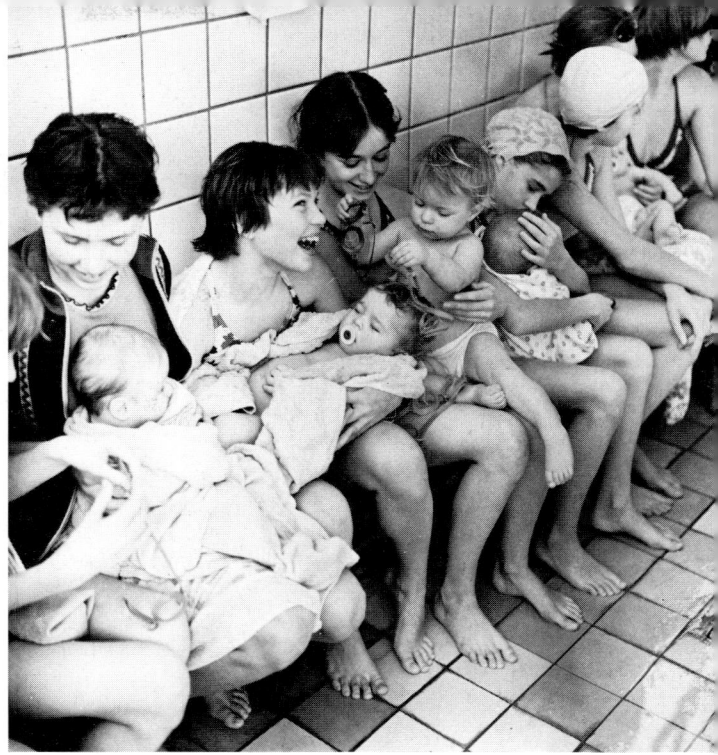

Nach ein paar Stunden im Wasser sind
die Kinder müde und entspannt und
schlafen oft auf dem Schoß irgendeines Erwachsenen ein.

Andere Kinder können durch das
Beobachtungsfenster schauen und
sehen, wie sich ihre Freunde durchs
Wasser bewegen.

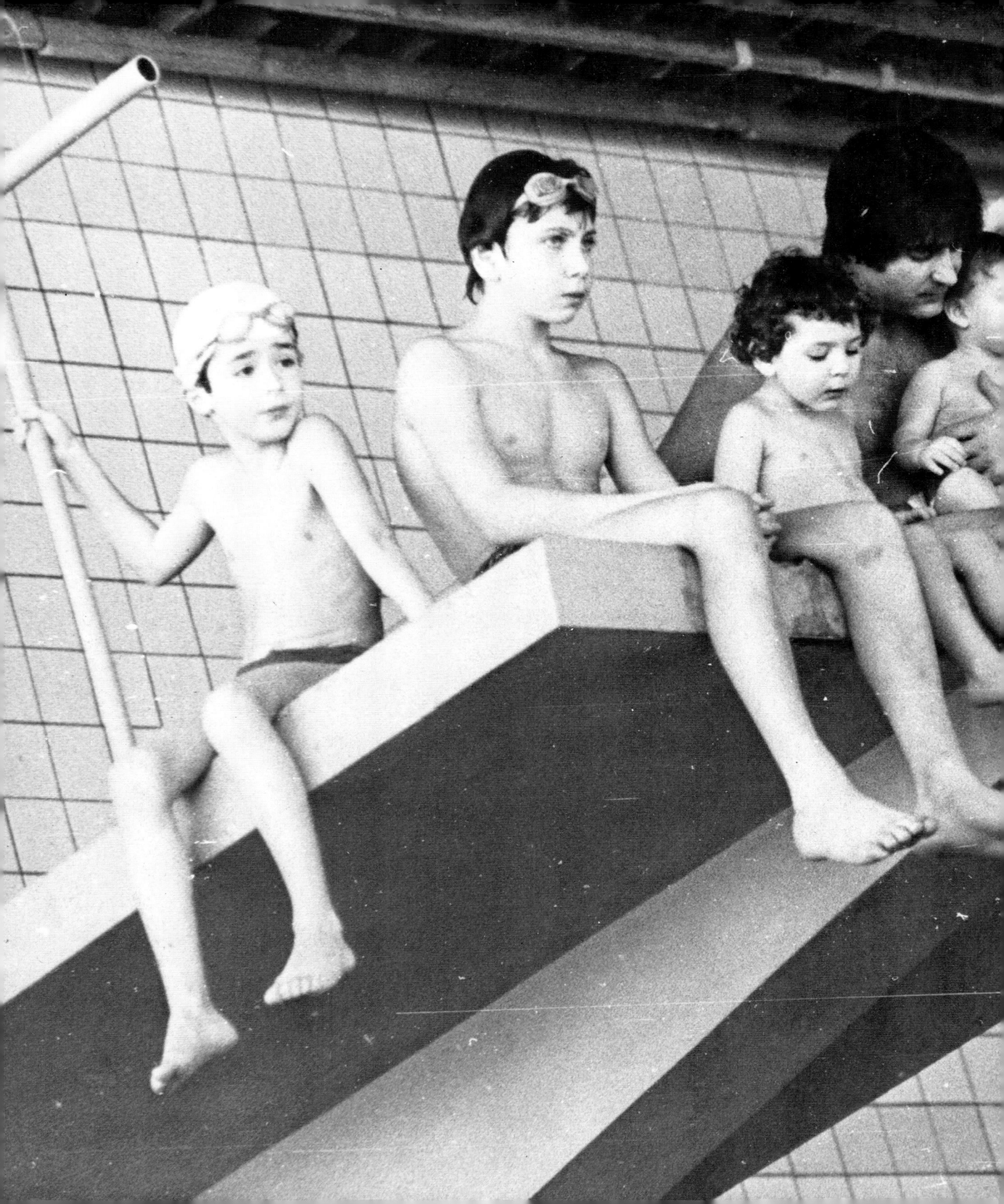

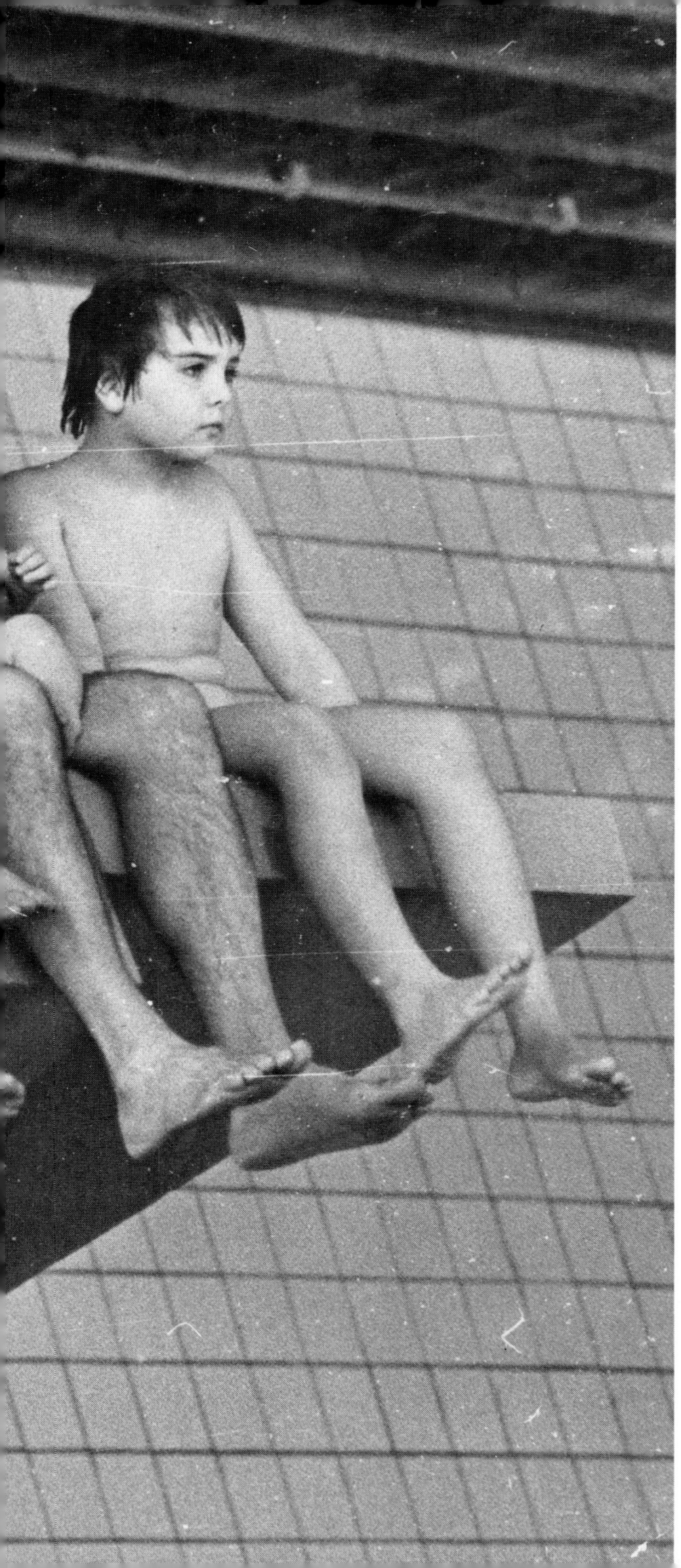

Kinder aller Altersstufen scharen sich um Igor, wenn er zum Schwimmbecken kommt. Die Kinder, die schwimmen können, springen auch gern sowohl vom Drei- wie vom Fünfmeterbrett.

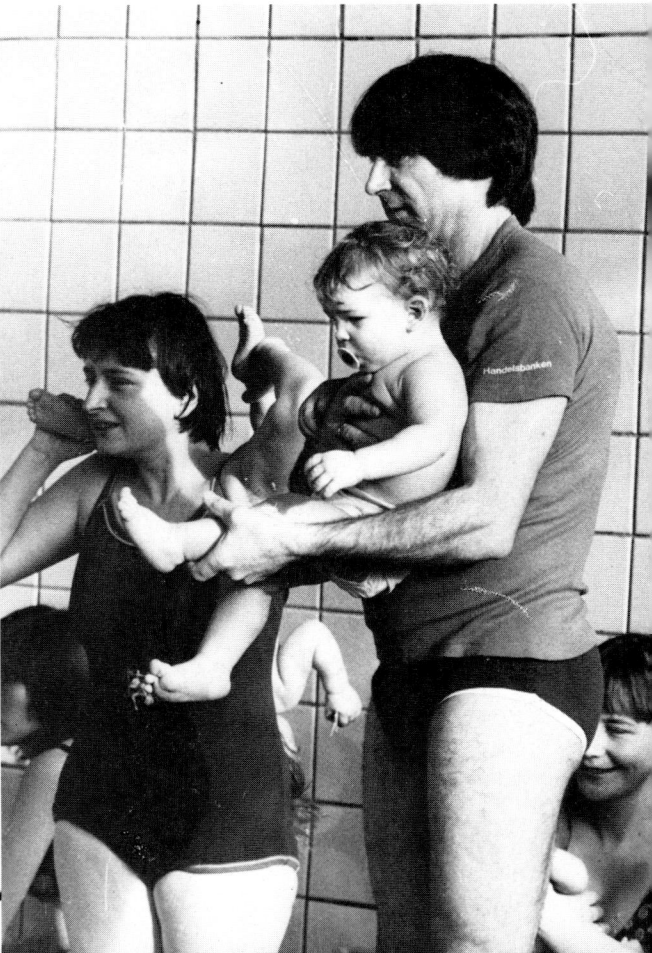

Wasser hindurch aus großen Augen an. Es ist seltsam für mich.

Die Luft ist warm und feucht, die Glaswände sind vollkommen beschlagen. Draußen kann man froststarre Bäume sehen und den Dampf aus dem Freiluftbecken. Es ist ein kalter Tag am Ufer der Moskwa. Hier im Wasser toben Eltern und Kinder lautstark herum.

In einigen westlichen Ländern ist Babyschwimmen inzwischen ein beliebtes Familienvergnügen geworden, eine angenehme und entspannende körperliche Aktivität, die Eltern und Kinder zusammenbringt, die den Kindern hilft, sich ans Wasser zu gewöhnen, und ihre Körper und Widerstandskräfte stärkt. Für Igor Tjarkovskij jedoch ist das, was hier im Schwimmbecken geschieht, Teil etwas viel Größeren.

„Was du hier siehst ist eine neue Art von Menschen", sagt Igor ernsthaft, „die Kinder des Meeres. Die menschliche Entwicklung ist seit vielen Jahrtausenden zum Stillstand gekommen, sie ist in eine Sackgasse geraten. Ein Leben im Wasser eröffnet neue Möglichkeiten der Entwicklung."

Hinter dem glücklichen und sorglosen Planschen der Kinder im Schwimmbecken liegen viele Jahre beharrlicher wissenschaftlicher Arbeit und Forschung: Untersuchungen und Theorien, Experimente mit Tieren und praktische Anwendung der Ergebnisse auf Kinder, geduldige und unermüdliche Arbeit mit Kindern und Eltern. Außergewöhnliche Ausdauer, ein fester Glaube an seine eigenen Ideen und eine Begeisterung, die Eltern dafür gewonnen hat, mit ihren Kindern zu ihm zu kommen, all das war entscheidend für Igors Arbeit.

Wir treffen uns nach dem Training im Umkleideraum. Eltern trocknen ihre Kinder ab, suchen verlorene Socken und versuchen, klemmende Schranktüren aufzukriegen.

Die kleine Masja liegt auf dem Bauch auf einer Bank, mit einem dünnen Frotteetuch zugedeckt. Ihre Mutter paßt auf, daß sie nicht herunterrollt, und ergreift die Gelegenheit, ihr sanft den Rücken zu massieren. Masja hat ein bißchen Wasser ausgehustet und liegt schnüffelnd da. Gedankenvoll schaue ich sie an und frage mich, ob so ein Mensch der Zukunft aussieht.

Das zumindest meint Igor, um es etwas vereinfacht auszudrücken. Wassertraining gestattet dem Kind eine Entwicklung, die für uns andere nie möglich war.

Aus verschiedenen Gründen können Neugeborene im Wasser diese frühe, außerordentlich rezeptive Periode ihres Lebens viel besser und vollständiger nutzen.

Wenn das Kind auch unter Wasser geboren ist, hat es außerdem noch einen besonders guten Start ins Leben. Wenn das Kind bei der Geburt mit einemmal, nach Monaten der Schwerelosigkeit im Mutterleib, der Schwerkraft ausgesetzt ist und plötzlich, mit dem allererersten Atemzug, riesige Sauerstoffmengen einatmet, so sind das, behauptet Igor, zwei Elemente, die die empfindlichsten Gehirnfunktionen unterbrechen.

Ein sanfter Übergang, sowohl in die Welt der Schwerkraft als auch zu einer neuen Art des Atmens, eröffnet der Menschheit völlig neue Möglichkeiten.

Eltern und Kinder planschen und spielen im Wasser. Das schafft engen körperlichen Kontakt und ist wichtiges Training, sagt Igor Tjarkovskij.

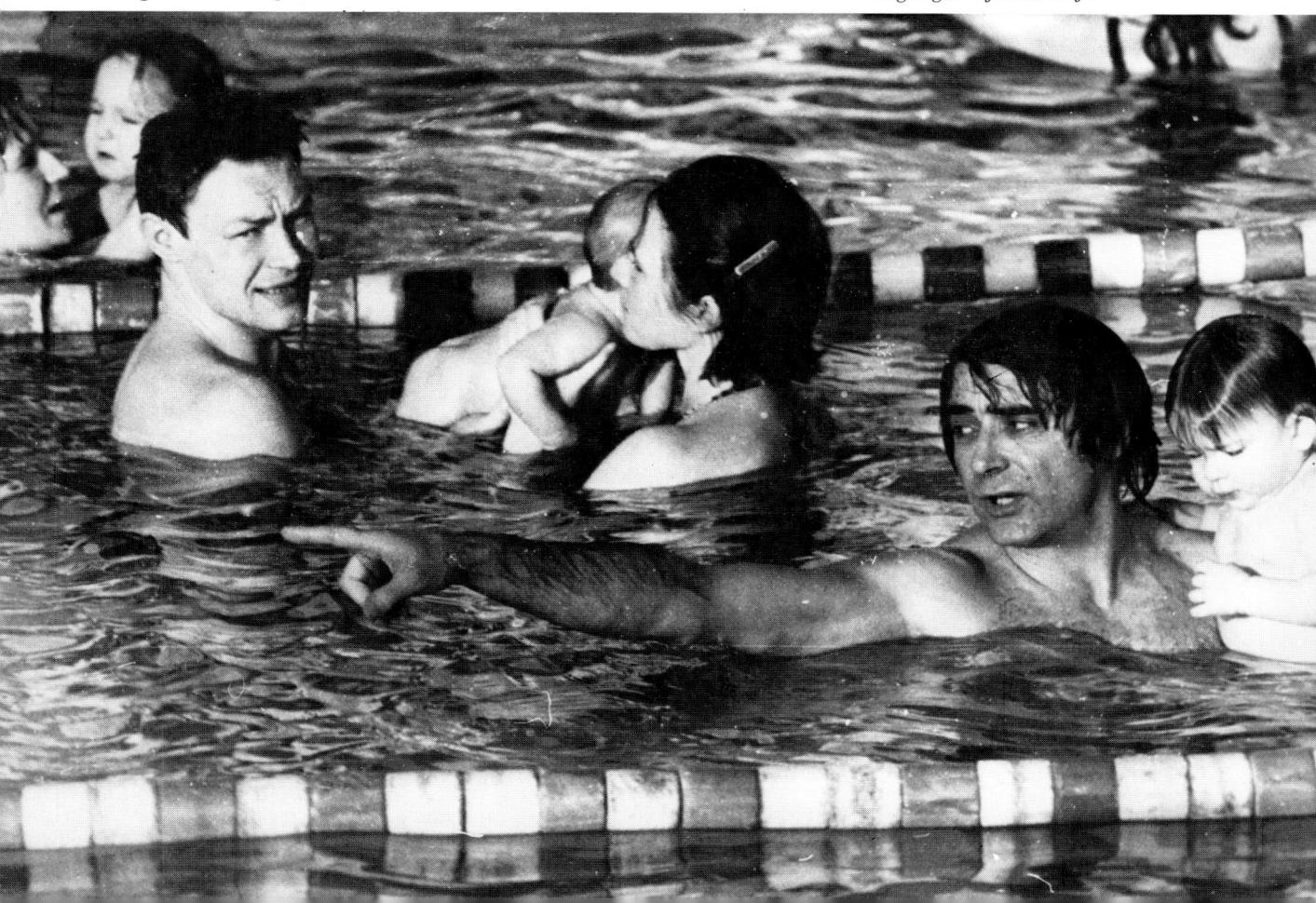

Wir konfrontieren das Kind nicht mit etwas Neuem — wir verlängern einfach die Gegebenheiten des Mutterleibes, die für die Entwicklung des Kindes so förderlich sind. Für ein Neugeborenes ist es völlig natürlich, im Wasser zu leben. Es hat ja nie etwas anderes getan . . .

„Was ist deine Reaktion auf das, was du heute gesehen hast?" fragt Igor. Ich antworte etwas unzusammenhängend, daß es interessant und befremdend für mich war.

„Du mußt wissen, daß das kein „guter" Tag war, das ist es nie, wenn Außenstehende da sind. Die Kinder spüren die Störung. Du bist für sie nicht nur ein Fremder, ein neues Gesicht, — sie spüren auch den Zweifel und die Angst — und wenn sie nun ertrinken!? — die du vermutlich hast."

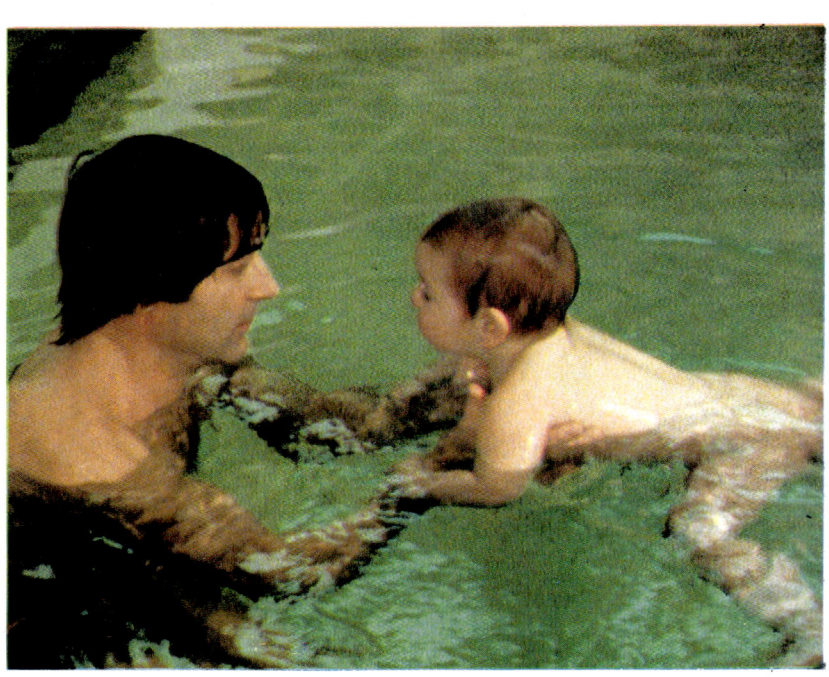

Igor, der hier mit seinem Sohn Kostja schwimmt, gibt den anderen Eltern ein Beispiel.

All diese Dinge müssen in Betracht gezogen werden, wenn man mit Babys im Wasser arbeitet. Wir haben sehr viel zu besprechen.

26

2

... ein paar Neuigkeiten, die Geburt betreffend ...

Kinder, die unter Wasser geboren werden! Die unter Wasser essen, schwimmen und tauchen!

Ich bin nach Moskau gekommen, um mehr über etwas so Unglaubliches herauszufinden.

Ich sitze in meinem Hotelzimmer und starre auf die riesige, dunstverhangene Stadt hinaus. Wovon reden die alle — ist es phantastisch interessant oder einfach Phantasterei? Soll ich akzeptieren oder ablehnen?

Ich beschließe, für den Augenblick keinen Standpunkt zu beziehen. Einfach aufzunehmen, was ich sehe, zu notieren, was ich höre. Etwas wird im Lauf der Zeit nachgeben müssen.

Ein Kind im Wasser gebären, wie absurd! könnte man denken. Aber hätte eine Frau des achtzehnten Jahrhunderts nicht dasselbe über die Art und Weise gesagt, wie eine Frau des zwanzigsten Jahrhunderts gebärt? Sie liegt vor einem männlichen Arzt auf dem Rücken, und der drückt ihr sein Ohr auf den

Bauch, um zu hören, was drinnen vor sich geht, anstatt daß sie auf einem Stuhl sitzt oder kniet, von anderen Frauen und vielleicht einer weisen alten Heilerin umgeben . . .

Es sind jedoch schon neue Zeichen gesetzt worden. So absurd sie auch sein mögen, es hat in den letzten paar Jahrzehnten auf dem Gebiet der Geburt eine Reihe von Neuerungen gegeben.

Einer der ersten, der die Vorstellung, daß Geburt ausschließlich eine Sache der Klinik sei (,,Schreien Sie jetzt noch nicht, Frau Schmidt, später wird's viel schlimmer'') in Frage stellte, war der englische Arzt Dick Read, der in den dreißiger Jahren eine Technik propagierte, die er ,,Geburt ohne Angst'' nannte.

In den sechziger Jahren wurde eine Technik eingeführt, die als *Psychoprophylaxe* oder ,,natürliche Geburt'' bekannt ist. Diese Methode ist nicht nur sehr effektiv, um die Schmerzen zu reduzieren, sondern bringt auch eine neue Einstellung gegenüber der Geburt mit sich: Die Mutter soll an der Geburt des Kindes aktiv teilnehmen.

Die Psychoprophylaxe wurde von einem sowjetischen Arzt namens Nikolajew entdeckt. Aber sie ist heute in der Sowjetunion nicht gebräuchlich; die Sowjetunion ist ein Land, wo den Berichten zufolge im Bereich der Geburtshilfe große Mängel bestehen. Die Methode kam von der Sowjetunion aus rasch nach Frankreich, wo sie von einem Arzt namens Lamaze popularisiert wurde, und sie verbreitete sich schnell in vielen anderen Teilen der Welt.

Die Lamaze-Methode muß einen Einfluß auf Frederic Leboyer gehabt haben, einen anderen Franzosen, der unseren Ansichten über die Geburt starke neue Anstöße gab. ,,Sanfte Geburt'' war sein Motto — er sagte, das Kind muß sanft auf der Welt empfangen werden, und der Übergang vom Mutterleib in die Außenwelt muß durch gedämpftes Licht, ruhige Stimmen, weiche Hände und ein warmes Bad nach der Durchtrennung der Nabelschnur so sacht wie möglich vor sich gehen.

Leboyer hat in Frankreich einen Nachfolger namens Michel Odent. Er vertritt die Meinung (und sie bestimmt auch seine praktische Arbeit), daß es der Frau selbst überlassen sein soll,

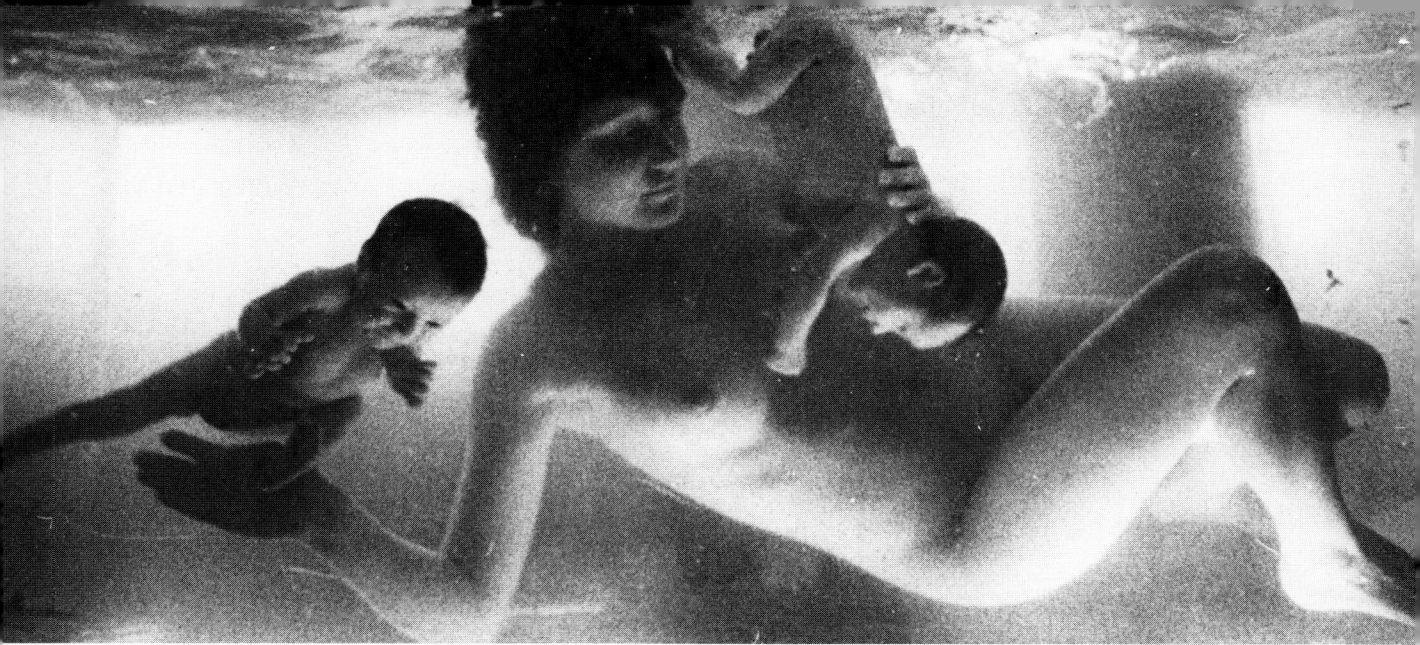

zu erspüren und für sich selbst zu wählen, wie sie gebären will — auf allen Vieren, hockend, auf einem Stuhl, in einem Bett oder in einem gefüllten Wasserbecken.*

„Wasser-Mutter": Wie eine Wassergöttin aus der alten Mythologie ruht die Frau mit ihren Kindern in dem Element, aus dem alles Leben kommt.

Zwischen Igor Tjarkovskij und Michel Odent gibt es interessante Ähnlichkeiten, auch wenn ihre Arbeit auf verschiedenen theoretischen Grundlagen beruht.

Michel Odent begann mit der Entbindung im Wasserbecken wegen der entspannenden und schmerzlindernden Wirkung auf die Mutter, entdeckte jedoch auch bald, daß es möglich war, dem Baby durch eine Geburt unter Wasser zu einem sanften Start ins Leben zu verhelfen.

Michel Odent hat, wie Igor, die fast wunderbaren Kräfte des Wassers erlebt. Auch er spricht davon, wie die Frau in ihren Wehen in einen veränderten, meditativen Bewußtseinszustand kommt, wenn sie sanft behandelt wird und ihrer eigenen inneren Stimme folgen und die Geburt nach ihren eigenen Bedürfnissen gestalten kann. Die Frauen, die unter Igors Anleitung gebären, beschreiben oft ähnliche Ergebnisse.

* Auf Grund seiner Erfahrungen führt Michel Odent zur Zeit keine Geburten unter Wasser mehr aus. (Anm.d.Hrsg.)

29

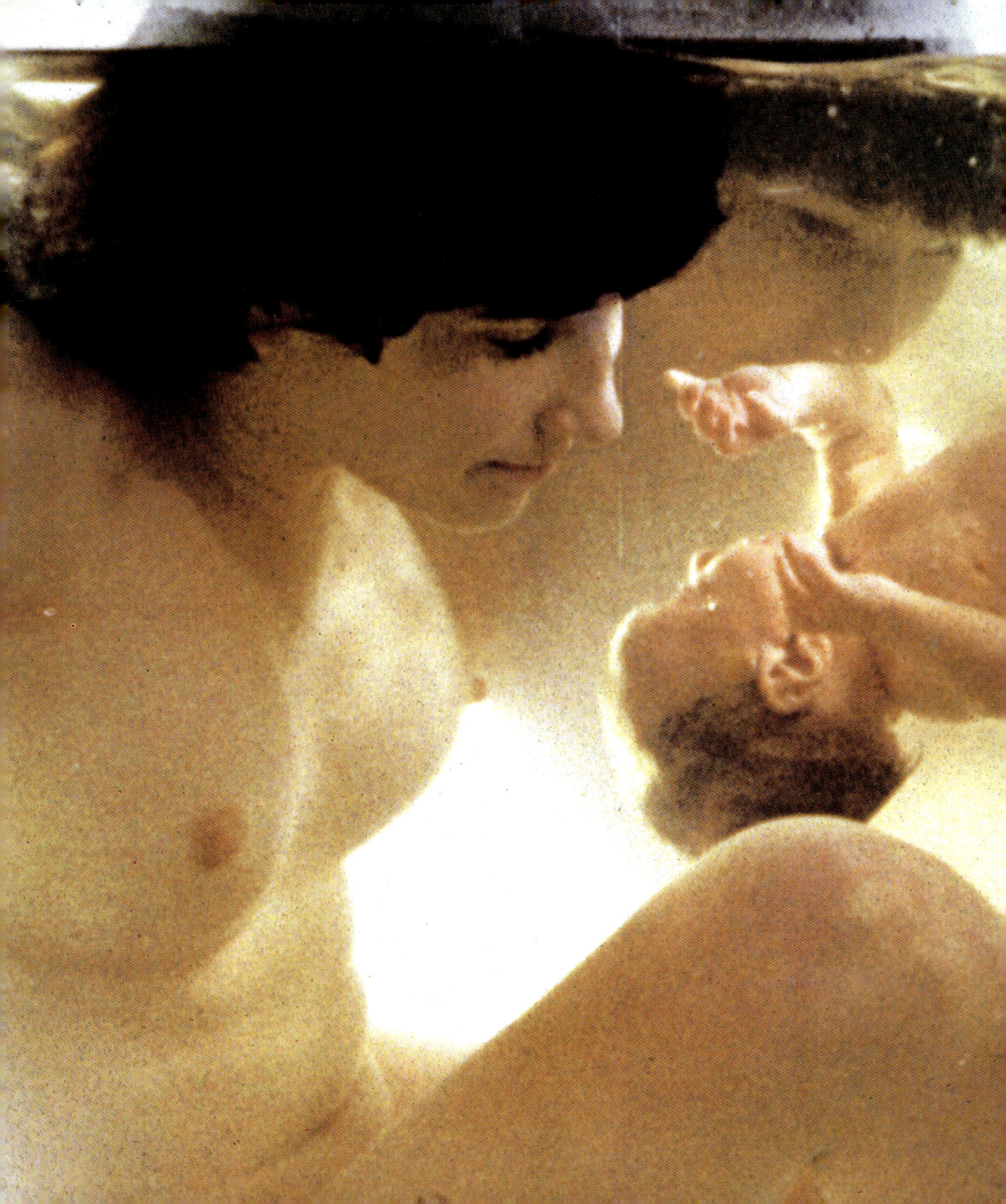

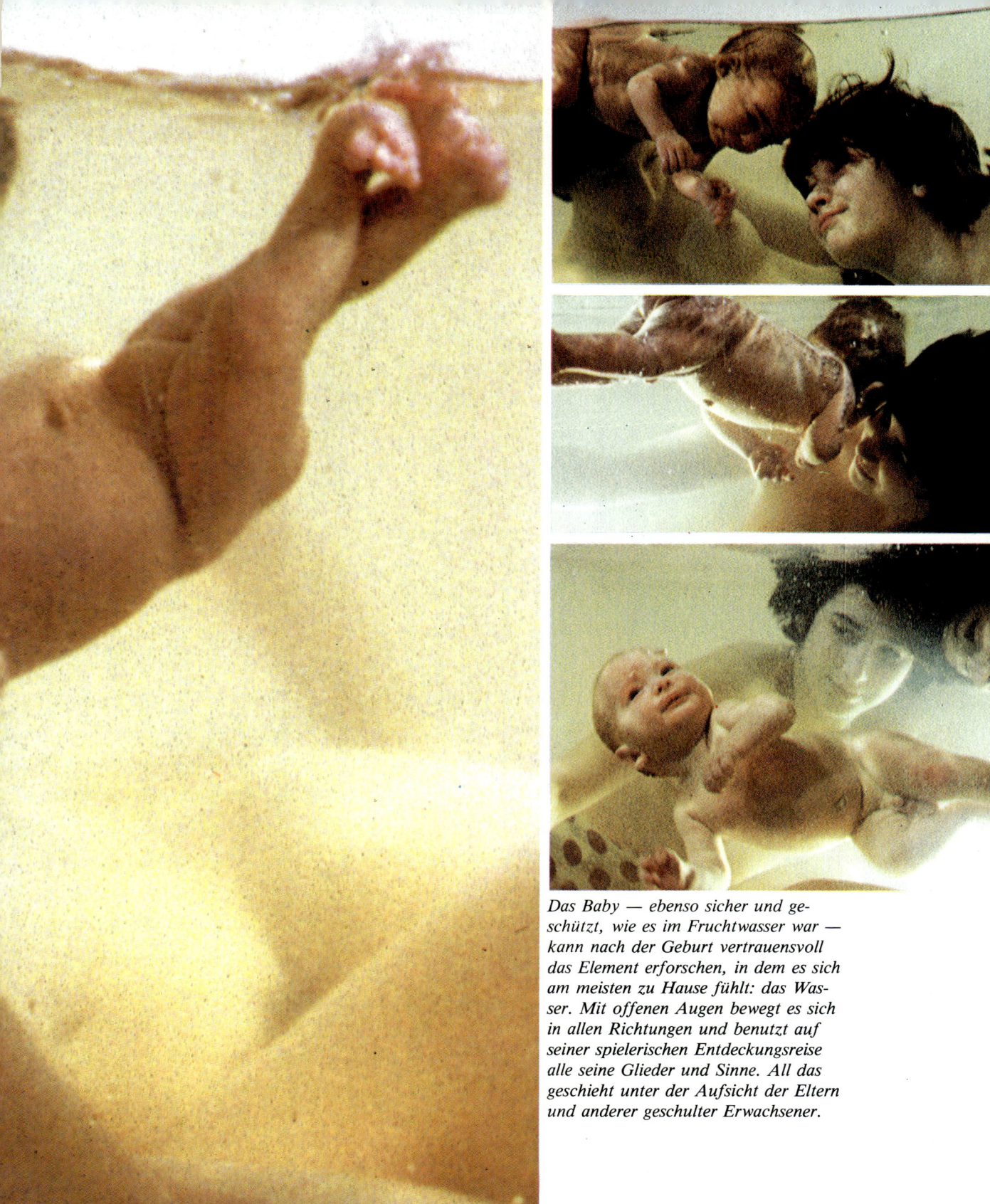

Das Baby — ebenso sicher und geschützt, wie es im Fruchtwasser war — kann nach der Geburt vertrauensvoll das Element erforschen, in dem es sich am meisten zu Hause fühlt: das Wasser. Mit offenen Augen bewegt es sich in allen Richtungen und benutzt auf seiner spielerischen Entdeckungsreise alle seine Glieder und Sinne. All das geschieht unter der Aufsicht der Eltern und anderer geschulter Erwachsener.

Psychoprophylaxe andererseits ist nicht auf meditative Versenkung ausgerichtet. Die Betonung liegt darauf, den Kontakt mit der Umgebung *nicht* zu verlieren, nicht loszulassen, und die ganze Zeit hindurch bei klarem Bewußtsein zu bleiben. Die Atemtechnik der Psychoprophylaxe erhöht auch den Sauerstoffgehalt des Blutes, was Igor nicht direkt anstrebt.

Neugeborene, die schwimmen können! Das hat auch Schlagzeilen für Zeitungen und Illustrierte überall in der Welt geliefert. Überall auf der Welt ist das Schwimmen mit dem Baby zu einem Familienvergnügen geworden.

Die Bundesrepublik Deutschland ist eines der Länder, in dem es auf diesem Gebiete die meiste Forschung und den meisten Fortschritt gegeben hat (vor allem an der Sporthochschule Köln), aber auch in Schweden wird der mögliche Nutzen des Babyschwimmens erforscht.

In der Sowjetunion wird das Babyschwimmen in großem Ausmaß unter dem Motto ,,Erst schwimmen, dann laufen'' unterstützt. Igor Tjarkovskij steht dieser Entwicklung jedoch kritisch gegenüber; — sie ist oberflächlich. Der Sinn für das Ganze ist .durch die Konzentration auf ein Detail verlorengegangen.

3

. . . das Leben hat seinen Ursprung im Wasser . . .

Am nächsten Tag traf ich Igor wieder. Ich weiß, daß er seine Forschungsarbeiten in einer Institution betreibt, die im schweren sowjetischen Vokabular als ,,Gesamtstaatliches wissenschaftliches Forschungsinstitut für Körperkultur'' bezeichnet wird.

Wir treffen uns jedoch nicht dort, sondern in einer gemütlichen Privatwohnung bei heißem Tee mit duftenden eingelegten Kirschen. Es ist viel angenehmer und weniger gespannt als in dem kalten unpersönlichen Büro. Ich habe bemerkt, daß Igor in seiner Beziehung zum Institut eine Reihe von Problemen hat, auch wenn er nicht die geringste Andeutung darüber macht.

,,Wasser ist die Wiege des Lebens hier auf der Erde'', sagt Igor. ,,Das Leben entstand vor über drei Milliarden Jahren im Weltmeer. Irgendwo im warmen Ozean bildeten sich die ersten kleinen Tiere, vermehrten und entwickelten sich. Nach langer Zeit begannen einige der Tiere an Land zu gehen. Die See war inzwischen übervölkert, und für einige der Tiere war es besser, sie zu verlassen, und auf der Flucht vor ihren Feinden neuen Lebensraum zu suchen.

An Land waren sie das erste Mal der Schwerkraft ausgesetzt. Das Meer bietet seinen Bewohnern Lebensumstände, die der Schwerelosigkeit nahekommen. Das Auftauchen aus dem Meer war also ein schmerzhafter und schwieriger Prozeß. Dieser kleine Schritt aus dem Wasser hinauf auf festes Land bedeutete ein Millionen Jahre langes Duell zwischen den lebenden Geschöpfen und der Schwerkraft.

Das Leben auf der Erde hat auch heute noch seinen Ursprung im Wasser. Säugetiere und Menschen verbringen ihre ersten Lebensmonate im Wasser, schwebend in warmer Schwerelosigkeit. Geschützt vor der rauhen Außenwelt, in engem Kontakt mit der Mutter, mit ihren Gedanken und Gefühlen.

Wir haben schon immer gewußt, daß der Fötus im Mutterleib sich im Wasser entwickelt. Das konnten wir bei unseren eigenen Entbindungen und denen von Tieren beobachten.

Es ist auch offensichtlich, daß Wasser einen Gegenstand, den man hineinwirft, trägt. Es war wohl Archimedes, der vor zweitausend Jahren genau beschrieben hat, wie das vor sich geht. Aber sogar die Höhlenmenschen wußten schon aus Erfahrung, was das Prinzip des Archimedes bewirkte — sie brauchten nur ins Wasser zu fallen.

Newton formulierte das Gesetz der Schwerkraft vor dreihundert Jahren. Aber schon die allerersten Tiere wußten, daß mit Schwerkraft nicht zu spaßen ist — das war ganz offensichtlich, wenn sie über einen Abgrund springen mußten.

Die Schwerkraft wirkt jedoch nicht nur auf fallende Körper, ihr Einfluß ist überall im Leben zu spüren. Die Entwicklung und Funktion jeder winzigen Zelle ist dieser Kraft unterworfen.*

Es gibt allerdings ein Element auf unserer Erde, in dem die Schwerkraft sich nicht in solchem Maße bemerkbar macht: das Wasser. Auch wenn im Wasser keine vollständige Schwerelosig-

---

* Siehe auch: Rolfing und die menschliche Flexibilität, Synthesis Verlag, Essen 1981.

keit herrscht, so bietet das Wasser uns doch Zuflucht vor dem Einfluß der Schwerkraft.

Das Wasser, in dem der Fötus sich entwickelt, schützt ihn vor Verletzung. Man nehme zum Beispiel ein Eigelb: Wenn man es auf einen Teller fallen läßt, wird es flach, fällt in sich zusammen. Läßt man es stattdessen in ein Glas Wasser fallen, so behält es seine Form. Dasselbe Prinzip läßt sich auf das Gehirn eines Neugeborenen anwenden: Die Gewebe, die das Gehirn umgeben, sind nicht viel stärker als die Membran um das Eigelb.

Ein weiterer Effekt des Wassers, der die Entwicklung des Fötus begünstigt, ist der, daß der Organismus, wenn er nicht der Schwerkraft ausgesetzt ist, 60 bis 75 Prozent weniger Sauerstoff braucht. Ein viel geringerer Teil des verfügbaren Sauerstoffs wird so für die Aufrechterhaltung der Körperfunktionen verbraucht, und ein großer Teil kann für Wachstum und Erneuerung von Organen, Knochen und Muskeln verwendet werden.''

,,Ich habe die heilenden Eigenschaften des Wassers persönlich erfahren'', fährt Igor fort. ,,Es geschah durch Zufall vor mehreren Jahren. Ich schwamm allein in einem Schwimmbecken, auf dem Rücken, und ich muß die Entfernung zum Beckenrand falsch eingeschätzt haben. Ich rannte mir mit voller Wucht den Kopf an. Das Resultat war eine ausgewachsene Gehirnerschütterung. Ich war mehrere Stunden lang bewußtlos, das konnte ich feststellen als ich wieder zu mir kam. Ich hatte die ganze Zeit auf dem Wasser gelegen, niemand hatte meinen Unfall bemerkt.

Ich konnte kaum atmen. Jeder Atemzug dröhnte schmerzhaft in meinem Schädel. Allmählich fing der Schmerz an, nachzulassen, und ich konnte tiefer atmen. Schließlich konnte ich aus dem Wasser steigen und fühlte mich wieder in Ordnung.

Ich hatte schon vorher Gehirnerschütterungen gehabt, ich weiß also, wie lang und schwierig es sein kann, bis man sich davon erholt hat. Diesmal jedoch, weil ich im Wasser lag, war ich innerhalb weniger Stunden wieder hergestellt.''

— ,,Warum benutzen wir dann Wasser nicht in viel größerem Ausmaß? Warum haben die Tiere — und die Menschen — vergessen, wie man schwimmt?''

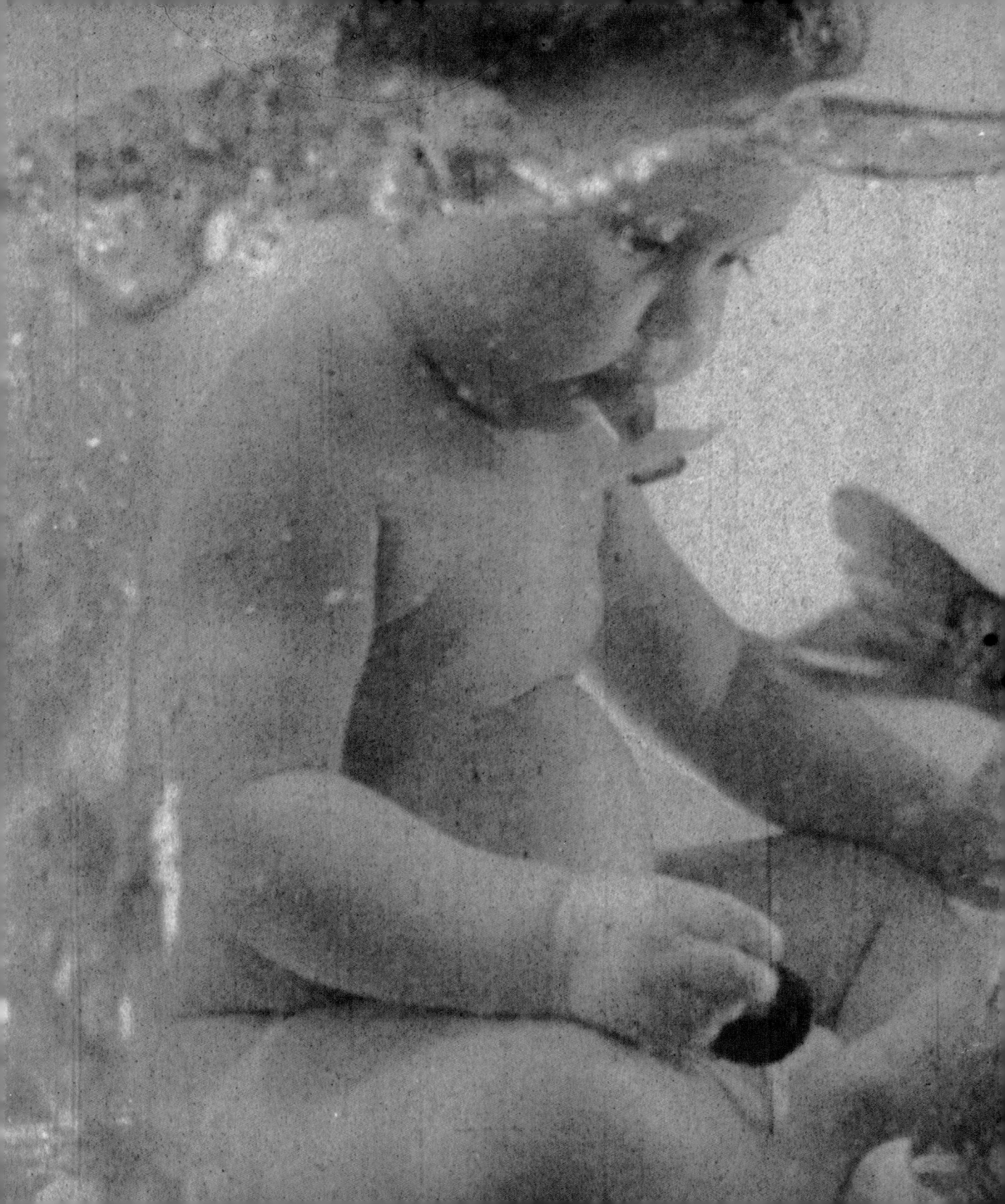

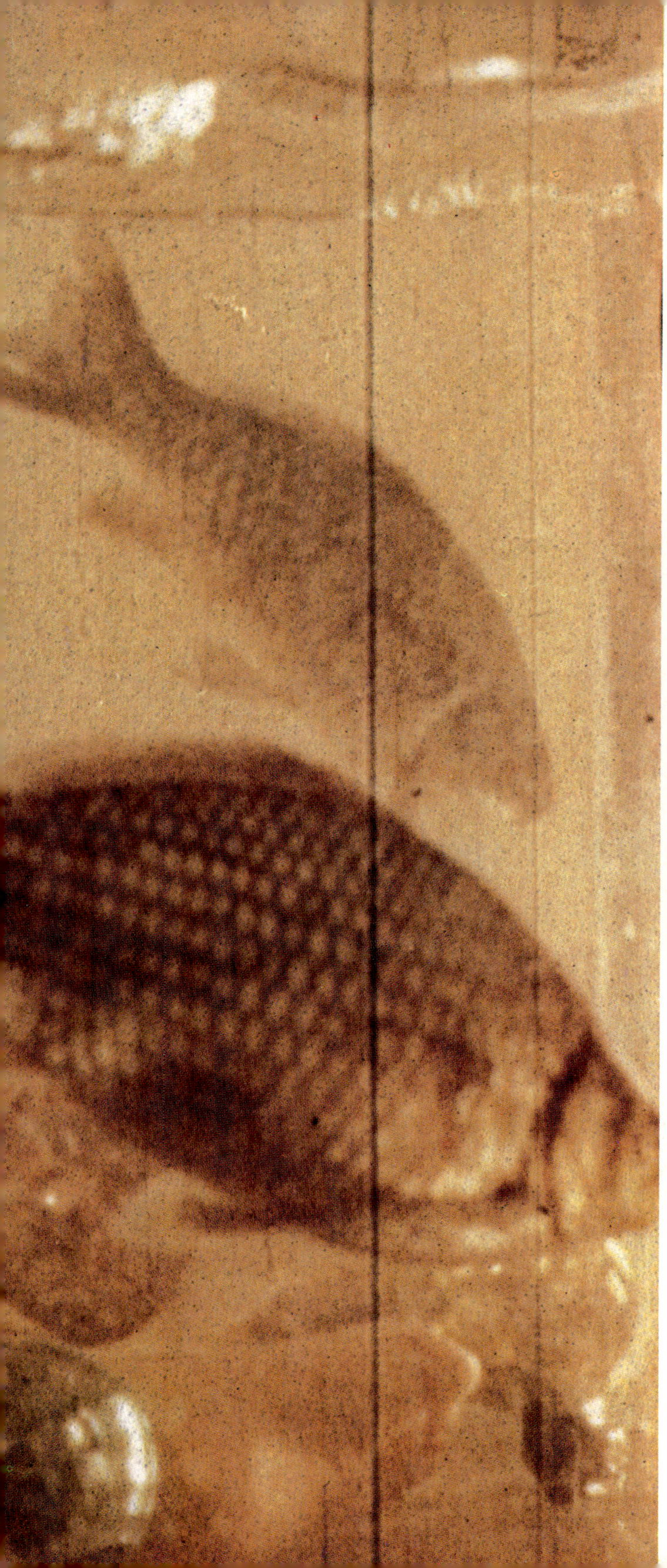

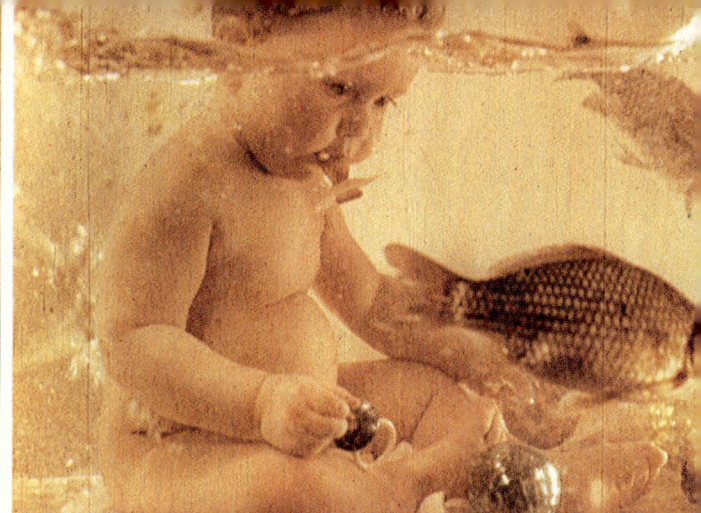

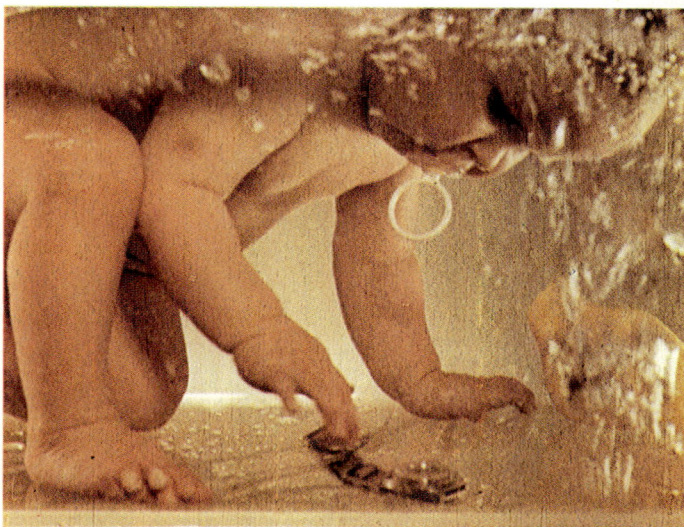

Angst vor dem Wasser, die wohl alle Menschen von Natur aus haben, braucht sich niemals entwickeln, wenn Babys in frühem Alter an das Wasser gewöhnt werden. Für dieses kleine Mädchen scheint es ebenso normal zu sein, unter Wasser zu spielen, wie außerhalb. Statt Katze oder Hund hat es ein paar Fische als Spielkameraden.

„Alle Geschöpfe *können* schwimmen", sagt Igor. „Alle Geschöpfe können das Leben im Wasser, das sie vor ihrer Geburt führten, weiterführen, wie meine zahlreichen Tierexperimente gezeigt haben.

Meine Experimente haben jedoch auch gezeigt, daß alle Landtiere eine tiefverwurzelte Angst vor dem Wasser haben. Sogar Wüstentiere, die Wasser nur in Form von Tautropfen gesehen haben, zeigen eine panische Angst vor Wasser, die unmöglich aus ihrer eigenen Erfahrung stammen kann.

Ich ziehe es vor, diese universale Angst vor dem Wasser als genetische Erinnerung zu betrachten, als Erbe aus der Zeit, als unsere Tierahnen das Meer verließen, um Landtiere zu werden. Um unter den neuen Bedingungen zu überleben, waren sie gezwungen, eine neue Form von Energiehaushalt zu entwickeln, eine neue Physiologie, die der Bewegung auf dem Land angepaßt war; sie mußten die Struktur des Körpers und den Organismus vollkommen verändern und ein unglaublich komplexes Nervensystem entwickeln. Eine Vorbedingung für all diese Entwicklungen war, niemals wieder ins Meer zurückzukehren, — sie hatten es ein für allemal verlassen.

Die Schwachen konnten diese neuen Lebensbedingungen nicht überleben. Die Starken führten den Kampf ums Überleben an Land fort, geleitet von dem Instinkt, der ihnen durch diesen evolutionären Prozeß eingeprägt war: es gibt keinen Weg zurück.

Es gab auch keinen. Das Meer war voller Feinde, voller Raubtiere, bereit, jedes Tier, das die Evolutionsreihe durchbrechen und zurückkehren wollte, zu verschlingen. Die Schwerkraft war ein harter Gegner, aber die Furcht vor den Seeungeheuern war stärker.

Aber diese Seeungeheuer sind vor Millionen Jahren ausgestorben! protestierst du. Nein, nicht ganz. Im Unterbewußtsein jedes Landtieres existieren sie noch, bereit, uns zu verschlingen, falls wir versuchen sollten, zurückzukehren.

Diese Furcht vor den Seeungeheuern ist zu dem ‚gesunden Menschenverstand' geworden, der meine Forschung und meine Theorien für Unfug erklärt. Es ist jedoch eine sehr reale Furcht, die Menschen in ihrer Begegnung mit dem Wasser lähmen kann und die uns daran hindert, die Möglichkeiten dieses Elements voll auszuschöpfen — dieses Elements, das zwei Drittel der Erdoberfläche bedeckt.

Warum ertrinken Menschen? Nicht, weil sie nicht schwimmen können. Ein entspannter Mensch treibt auf dem Wasser, ohne eine einzige Schwimmbewegung zu machen. Nein, es ist die Angst, die uns lähmt, eine Angst gegen die sogar ein Weltklasseschwimmer hilflos ist.

Man kann diese Angst jedoch verlernen. Es braucht mehrere Monate, bevor sich diese Angst im Gehirn des Säuglings ‚festsetzt‘, bevor sie von der eigenen Angst der Eltern verstärkt und bestätigt wird. Bewußt und unbewußt übertragen wir unsere Angst auf die neue Generation. Ich glaube, daß wir diese Angst auch telepathisch übertragen.

Ich habe den größeren Teil meines Lebens der Aufgabe gewidmet, in Theorie und Praxis zu demonstrieren, daß Menschen eine neue Einstellung zum Wasser erwerben können und daß unsere ererbte Angst vor dem Wasser verlernt werden kann. Darum geht es in all meiner Arbeit im Schwimmbecken.

Der Grund, weshalb ich auf diesem Gebiet arbeiten möchte, ist meine feste Überzeugung, daß hier ein Schlüssel zur Weiterführung der mentalen und physischen Entwicklung der Menschheit liegt.‘‘

— ,,Igor, wie lange hast du dich mit diesen Fragen beschäftigt?‘‘

,,Aktiv seit Beginn des sechziger Jahre, geistig sogar schon länger. Zeitweise ist es rasch vorwärtsgegangen, zeitweise haben sich die Dinge nur in meinem Kopf bewegt. Das ist vermutlich für alle wissenschaftliche Arbeit typisch.

Eine Schwierigkeit, auf die ich bei meiner Arbeit gestoßen bin, ist, daß die Freigabe von Information während der Experimentierphase außerordentlich negative Reaktionen wachrufen kann; es kann sogar dazu führen, daß medizinische Autoritäten sich verpflichtet fühlen, einzuschreiten und die Experimente abzubrechen.

Andererseits, wenn man Experimente durchführt und keinen Einblick in die Arbeit gewährt, also nur die fertigen Resultate präsentiert (Neugeborene zeigt, die schwimmen können), dann werden die Experten Beweise verlangen, bevor sie glauben können, was sie mit eigenen Augen sehen.

Es ist ein Teufelskreis. Man kann nicht offen arbeiten, weil dann das ganze Unternehmen als kriminell abgetan wird, und man kann andere nicht von der Echtheit der Ergebnisse überzeugen, wenn sie die Entwicklung nicht Schritt für Schritt nachvollziehen können."

— „Das klingt, als ob du aus eigener Erfahrung sprichst."

„Ja. Ich bin gezwungen worden, eine Reihe von Experimenten mit kränklichen und frühgeborenen Säuglingen, die ich in einem Kinderheim durchführte, abzubrechen. Die Verantwortlichen unterstützten meine Versuche, die Kraft und die körperlichen Fähigkeiten der Kinder durch organisiertes Wassertraining zu stärken, und ich hatte bereits gute Ergebnisse erzielt. Aber es drangen Informationen über meine Tätigkeit nach außen, und viele Leute betrachteten meine Tätigkeit als gleichbedeutend mit Folter. Die Verwaltung war gezwungen, dem Druck nachzugeben.

Schon 1962 unterstützte unser Institut für Körperkultur Studien über die Schwimmfähigkeiten von Kindern. Professionelle Schwimmerinnen mit ihren Babys und Kleinkindern nahmen daran teil. Damals experimentierten wir zum ersten Mal unter anderem mit dem Stillen unter Wasser. Wir hielten unsere Ergebnisse jedoch geheim — weder die allgemeine Öffentlichkeit noch die etablierte Wissenschaft war dafür bereit. Das Institut konnte unmöglich unsere Ergebnisse veröffentlichen, das hätte zu negativen Reaktionen geführt und vermutlich dazu, daß die medizinischen Autoritäten unsere Arbeit unterbunden hätten.

Wir gaben auch an Journalisten keine Informationen über unsere Experimente weiter. Ich schrieb jedoch ein Jahr später, 1963, einen vorsichtigen internen Bericht für das Institut.

Während des folgenden Jahres wurden für Forscher und Hebammen eine Reihe von Filmen gezeigt. Einer der Filme, der zeigte, wie ein Säugling nach einer Flasche tauchte, erregte bei den Ärzten und Hebammen heftige negative Reaktionen.

Trotz der Tatsache, daß sich weder wissenschaftliche noch irgendwelche anderen Publikationsarten im geringsten für meine Forschungen interessierten, erhielt ich von prominenten Wissenschaftlern, wie dem Biologen Michail Ivanitskij und Dr. Nikolaj Bernstein, einem Mitglied der Sowjetischen Medizinischen Akademie, große moralische Unterstützung. (Dr. Bernstein hatte sich über die ‚sinnlosen‘ Bewegungen gewundert, die Neugeborene machen; ich konnte ihm zeigen, daß es Schwimmbewegungen sind.)

Bernsteins Nachfolger als Direktor des Labors für Sport und Bio-Mechanik am Institut für Körperkultur, Ivan Ratov, gestattete mir die Benutzung der Laboreinrichtungen, und ich habe viele meiner Experimente dort durchgeführt.

Meine Bemühungen, mit verschiedenen medizinischen Forschungsinstituten zusammenzuarbeiten, führten jedoch zu nichts, außer zu einer wachsenden Überzeugung bei vielen Geburtshelfern und Kinderärzten, daß es hilfreich sein kann, Frühgeborene im Wasser zu behandeln.‟

4 . . . ein Käfer ist schlauer

als ein Professor. . .

Ich hatte eine Theorie", sagt Igor. „Oder eigentlich zwei Theorien: eine darüber, wie der Organismus reagiert, wenn er nicht der Schwerkraft ausgesetzt ist, und eine darüber, wie Landtiere, einschließlich der Menschen, sich an ein Leben im Wasser anpassen können.

Ich habe meine Theorien an Tieren getestet und bin dann zur Arbeit mit Menschen übergegangen. Mit Kindern konnte ich nur 10 Prozent der Arbeit durchführen, die ich mit Tieren machen konnte . . .

Ich habe mit vielen Arten von Tieren gearbeitet: Käfern, Mäusen, Hühnern, Kaninchen, Katzen und vielen anderen, und ich kann dir versichern, daß ein Käfer sehr viel schlauer ist als ein Professor. Der Käfer lernt nach wenigen Minuten, daß es absolut sicher ist, ins Wasser zu gehen, der Professor wird vermutlich niemals lernen! Seine Vorurteile sind ihm so in Fleisch und Blut übergegangen, daß es ihm unmöglich ist, zu glauben, was er mit eigenen Augen sieht. Der Käfer kann sich jedoch eines Besseren besinnen!

Erst als ich schon Tausende von Experimenten mit Tieren durchgeführt hatte, fing ich an, zu verstehen, welcher Art das Problem war, das ich zu lösen versuchte. Bis dahin war mir nicht wirklich klar gewesen, wie tief im Unterbewußtsein aller

43

Landtiere — einschließlich des Menschen — die Angst vor dem Wasser verwurzelt ist. Ich hätte mir nicht träumen lassen, welche komplexen Verbindungen zwischen verschiedenen Seiten desselben Problems bestehen, auf welche subtile Weise unsere ,Ahnen' unsere Weltsicht beherrschen, welche Kräfte in dem Kampf zwischen alten und neuen Denkweisen mitwirken . . .

Meine Experimente mit Tieren zeigten mir, wie tiefverwurzelt und hartnäckig die Furcht vor dem Wasser ist. Mäuse blieben lieber in der Nähe einer Katze, als durch einen Tunnel zu flüchten, den zu benutzen sie gewöhnt waren, der aber jetzt mit Wasser gefüllt war.

Meine Experimente hatten jedoch auch gezeigt, daß diese Furcht verlernt werden kann — etwas, dessen ich mir eigentlich seit meiner Kindheit bewußt war. Ich fand einmal eine kleine Katze, die jemand in eine Mülltonne geworfen hatte. Ich muß sie wohl an die hundert Male in einem Kübel gewaschen haben, um den schrecklichen Geruch wegzukriegen. Ich merkte, daß das Kätzchen schon ziemlich bald keine Schwierigkeiten mehr mit dem Wasser hatte, es hatte überhaupt keine Angst mehr und schien die ganze Wäscherei zu genießen.

Später jedoch, als ich anfing mit Tieren zu experimentieren, entdeckte ich, daß die normale Reaktion von erwachsenen Katzen ganz anders ist. Sie wehrten sich verzweifelt gegen jeden Versuch, sie ins Wasser zu stecken. Wenn ich zu sehr darauf beharrte, war es ernstlich zu viel für sie, und sie konnten sogar sterben. Dasselbe traf auch für andere Landtiere zu: Hühner, Schweine, Affen und so weiter.

Allmählich erwies es sich jedoch als möglich, die Tiere durch ein Training von ihrer Wasserangst zu befreien, und zwar hauptsächlich mit Hilfe von Futter.

Wir fingen ganz einfach an. Zum Beispiel legten wir Getreidekörner in ein Gefäß, füllten es mit Wasser und stellten es vor ein Huhn hin. Um an die Körner zu kommen, war das Huhn gezwungen, seinen Schnabel ins Wasser zu stecken — aber sonst nichts. Das war etwas, womit es fertigwerden konnte.

Schritt für Schritt machten wir die Aufgaben schwieriger,

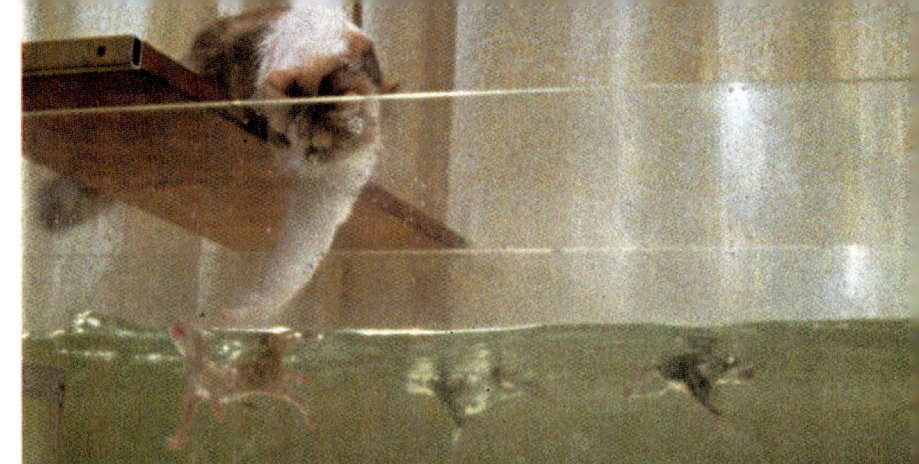

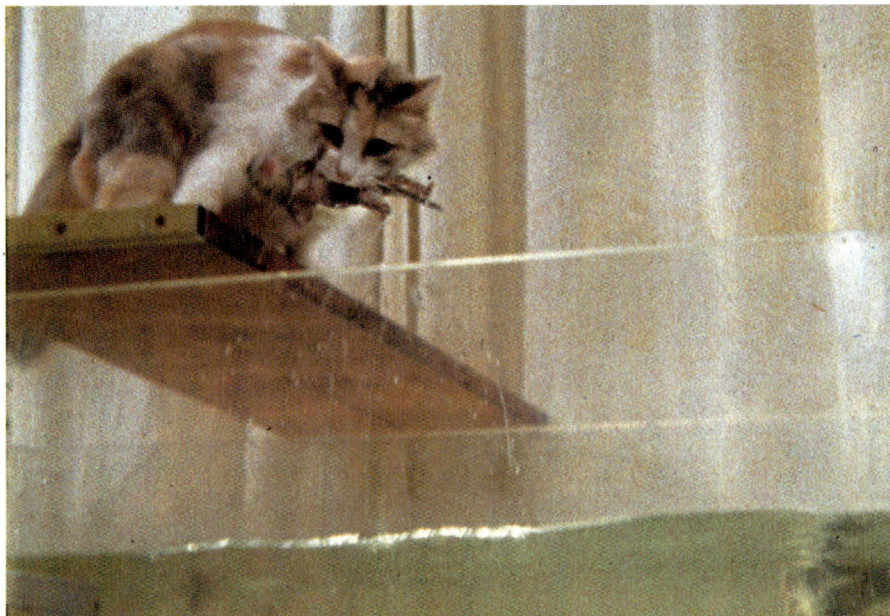

Katzen sind gewöhnlich wasserscheu. Mit an-gemessenem Training und positivem Feedback können sie zu ,,Wassertieren'' werden, die ihre Jungen ohne Angst im Wasser zur Welt bringen.

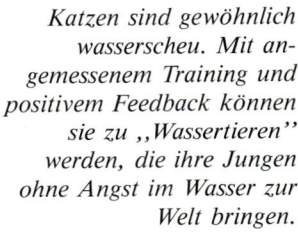

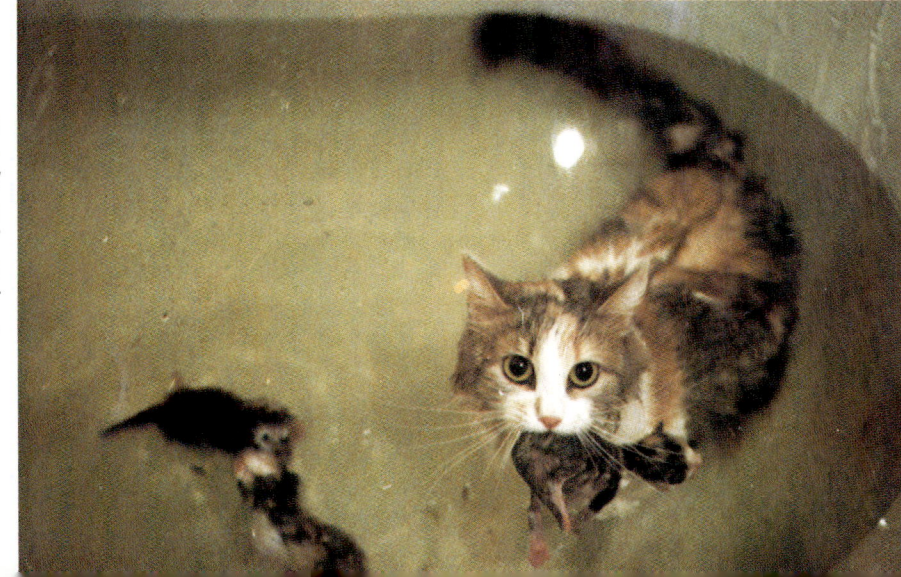

es mußte den Kopf ein Stück eintauchen und so fort.

Nach Beendigung dieses ‚Kurses' konnten die verschiedenen Tiere stundenlang im Wasser bleiben und Futter vom Boden aufnehmen. Es stellte sich auch heraus, daß der positive Stimulus des Futters eine direkte Verbesserung verschiedener Leistungen mit sich brachte. Ein Beispiel: Kätzchen, die zum Saugen unter Wasser tauchten, konnten den Atem fünf mal länger anhalten, als wenn sie gezwungen wurden zu tauchen.

Das Interessante war jedoch, daß unter bestimmten Umständen die Tiere nicht nur furchtlos ins Wasser gingen, sondern sogar ihre Jungen mitnahmen. In manchen Fällen brachten sie ihre Jungen sogar unter Wasser zur Welt.

Eine Äffin, die gelernt hatte, stundenlang im Wasser zu bleiben und Futter vom Boden aufzunehmen, machte das auch weiter so, als sie ein Junges hatte. Das Junge saß dann dicht an ihren Rücken geschmiegt und hatte bald gelernt, unter Wasser zu saugen. Als es erwachsen war, hatte es sich auch vollkommen an ein Leben im Wasser angepaßt. Es war ein Wassertier geworden!

Manchmal stellten wir fest, daß unsere Experimente mit Jungtieren nicht so erfolgreich waren, wenn die Mutter anwesend war. Wir kamen zu der Schlußfolgerung, daß sie ihre eigene Angst vor dem Wasser auf ihr Junges übertrug, und daß ein Wassertier, auf der anderen Seite, ein Gefühl von Sicherheit vermitteln konnte. Zum Beispiel waren Hühnerküken im Wasser ganz ruhig, wenn eine Ente in der Nähe war.

Dies ist ein sehr wichtiger Punkt, wenn es darum geht, mit Babys im Wasser zu arbeiten. Das Training und die Vorbereitung der werdenden Mutter zielen genau auf dieses Problem. Ich werde darauf später noch ausführlicher eingehen.

Es würde mehrere Bände füllen, von all den Experimenten zu berichten, die wir durchgeführt haben. Der Kernpunkt ist jedoch folgender:

- Alle Tiere können sich an ein Leben im Wasser anpassen.
- Alle Tiere können im Wasser gebären.
- Alle Tiere können ihre Jungen im Wasser aufziehen.

Die natürliche Folgerung, die man aus all dem ziehen kann, ist, daß Menschen zu denselben Dingen fähig sein sollten.

Aber warum? fragst du vielleicht. Was für Vorteile hat es, im Wasser zu leben?

Viele, versichere ich dir! Das Leben hat nicht zufällig seinen Ursprung im Wasser, und es ist auch kein Zufall, daß der Fötus während der wichtigsten Phasen seiner Entwicklung im Wasser schwimmt. Ich werde davon noch ausführlicher sprechen, aber da wir schon dabei sind, über Tierexperimente zu sprechen, können wir auch mit den Experimenten anfangen, die zeigen, daß die Schwerelosigkeit im Wasser den Sauerstoffverbrauch beeinflußt.

Ich installierte eine Glaskugel mit der Öffnung nach unten in einem Wasserbecken. Auf diese Weise konnten die Tiere in die Kugel schwimmen, ohne daß neue Luft hereinkam.

Mit Hilfe der Kugel konnte ich beobachten, wie der Sauerstoffverbrauch der Tiere im Wasser abnahm. Ich plazierte ein Floß mit verschiedenen kleinen Tieren als Passagieren darauf in der Kugel. Für andere Tiere derselben Gattung hatte ich spezielle kleine Schwimmreifen konstruiert, die es ihnen ermöglichten, mit dem Kopf über der Wasseroberfläche zu treiben. Nach und nach ging der Sauerstoff in der Kugel zur Neige. Die Tiere auf dem Floß zeigten sich deutlich unbehaglich und wurden schließlich bewußtlos. Die Tiere jedoch, die im Wasser schwammen, hielten den Sauerstoffmangel ohne sichtbare Schwierigkeiten aus.

Ich führte ein ähnliches Experiment mit zwei schwangeren Kaninchen durch, die in den Wehen waren. Eines setzte ich in einer Glaskugel mit niedrigem Sauerstoffgehalt auf ‚trockenes Land': Die Wehen hörten fast augenblicklich auf, und es fiel in ein Koma. Die andere Hälfte des Kugelbodens war mit Wasser gefüllt, in dieses setzte ich das andere Kaninchen. Die Geburt ging im Wasser normal weiter.

Diese Veränderung des Sauerstoffverbrauchs ist von mehreren anderen Forschern demonstriert worden.

Säugetiere, die im Wasser leben, gehen unter Wasser zu einem anderen Metabolismus über, der weniger Sauerstoff verbraucht als der normale, als Glykose bekannte, bei dem Kohlehydrate in den Muskeln aufgespalten werden.

1959 wurde ein Bericht darüber veröffentlicht, daß Robben über zwanzig Minuten lang unter Wasser bleiben können. Sobald die Robbe mit ihrem Kopf unter Wasser geht, nimmt ihr Pulsschlag um über 90 Prozent ab, er sinkt auf zwischen zehn und zwölf Schläge pro Minute.

Ein großer Teil des Blutkreislaufs wird ausgeschaltet, so daß der Blutpegel um Herz und Gehirn bemerkenswert niedrig ist. Mithilfe von radioaktiven Isotopen, die also die Muskeln nicht erreichen können und die inneren Organe nur in ganz geringem Maße, kann gezeigt werden, daß die in der Glykose entstandenen Abfallprodukte in den Muskeln bleiben.

Sobald die Robbe jedoch ihren Kopf aus dem Wasser streckt, wird der Blutkreislauf wieder normal. Die Abfallprodukte werden aus den Muskeln abtransportiert, oxydieren mit Sauerstoff aus der Luft und verlassen den Körper über die Lungen.

Auch Menschen haben dieses Potential von Geburt an, und durch Übung kann es beibehalten werden.

Alle Handbücher der Entbindungskunst sagen, daß ein Neugeborenes zehn bis fünfzehn Minuten überleben kann ohne zu atmen, im Gegensatz zum Erwachsenen, der nur zwei bis drei Minuten ohne Atmen auskommen kann. (Manche Neugeborene haben es tatsächlich bei ihrer Geburt eine Stunde lang ohne Sauerstoff ausgehalten, und Frühgeborene scheinen auch weniger empfindlich auf Sauerstoffmangel zu reagieren.)

Diese ‚Wassersäugetierfunktion' kann also beim Menschen mit Hilfe des Wassertrainings aufrechterhalten werden. (Bei Wassertieren, die außerhalb des Wassers gehalten werden, kann sie auch verschwinden.)

Wassertraining macht es auch möglich, den Reflex beizubehalten, der unter Wasser die Luftröhre verschließt, und die Fähigkeit zu schwimmen, die allen Neugeborenen eigen ist. (Ihre Bewegungen ähneln dem Brustschwimmen eines Erwachsenen, sind jedoch perfekter und automatischer. Der Erwachsene hat schwimmen gelernt; das Baby hat es nie vergessen . . .)

Unsere Experimente mit Tieren haben gezeigt, welche Langzeitwirkungen eine Aufzucht im Wasser auf Landtiere hat. Verglichen mit ,normalen' Tieren derselben Gattung erwiesen sich die im Wasser aufgezogenen Tiere in verschiedener Hinsicht als besser entwickelt:

Im Wasser aufgezogene Schweine waren größer und stärker. Von Bibern aufgezogene Kaninchen waren nicht nur stärker gebaut, ihre Lebenserwartung war auch doppelt so hoch. Dasselbe traf auch auf andere Tiere zu.

Wir beobachteten auch, daß die im Wasser aufgezogenen Tiere bei Intelligenztests besser und schneller reagierten.

Natürlich sollte man daraus keine voreiligen Schlüsse auf den Menschen ziehen. Aber für Wasserbabys eröffnen sich ohne Zweifel faszinierende Perspektiven . . .

Eigentlich ist daran nichts Geheimnisvolles. Die ganze Energie, die an Land für den Kampf gegen die Schwerkraft benutzt wird, ist im Wasser frei. Wofür wird sie stattdessen benutzt?

● Für die Entwicklung des Körpers, vor allem des Gehirns.

● Um die Umgebung zu erforschen und verschiedene Arten von Wissen zu erwerben.

● Um neue Gehirnfunktionen zu entwickeln, die die Menschen befähigen werden, Probleme zu lösen und mit Aufgaben fertigzuwerden, die für diejenigen von uns, die auf die normale, behinderte Art geboren sind, unmöglich sind.

Es geht eigentlich nur darum, das Wunder der menschlichen Entwicklung sich ohne Unterbrechung entfalten zu lassen. Die Entwicklung der Gehirnstruktur beginnt nicht mit der Geburt, sie hat viel früher begonnen, im Mutterleib. Wir wissen jetzt, daß dieselbe Entwicklung nach der Geburt weitergehen kann, ohne Unterbrechung.

Was geschieht jedoch später? Schieben wir die Sache nicht nur auf? Das Kind muß früher oder später doch an Land gehen, sagen meine Kritiker — und glauben damit ein vernichtendes Argument gefunden zu haben. Das stimmt jedoch nicht.

Die Forschung hat gezeigt, daß Neugeborene nicht die passiven Bündel sind, für die man sie früher gehalten hat. Schon während ihrer ersten Stunden auf der Welt können sie große Mengen an Information aufnehmen und die Welt und die Menschen um sich herum entdecken. Je früher mit dem Wassertraining angefangen werden kann, desto besser, weil Neugeborene so ungeheuer offen und aufnahmefähig sind.

Mit meiner Methode kann diese frühe, rezeptive und aktive Phase bestens ausgenützt werden.

Erstens schützt die Entbindung im Wasser das Gehirn des Neugeborenen vor der Belastung und möglichen Schädigung durch den plötzlichen Übergang in die Welt der Schwerkraft.

Zweitens hat das Baby viel mehr Energie dafür zur Verfügung, seinen Körper und sein Gehirn zu entwickeln — Energie, die es sonst dafür brauchen würde, mit der Schwerkraft zu kämpfen.

Drittens erlaubt ihm die Schwerelosigkeit im Wasser, sich frei in drei Dimensionen zu bewegen und die Welt um sich her zu entdecken. Anstatt flach auf seinem Rücken in einem Korb zu liegen und vielleicht den Kopf zu heben, um ein Plastikspielzeug anzustarren, kann das Kind sich im Wasser umdrehen, kann tauchen, auf seinem Bauch oder auf dem Rücken liegen und seine Glieder gebrauchen.

Und all das während der ersten Wochen und Monate, wo die Empfänglichkeit und das Entwicklungspotential des Kindes so groß sind! Es ist eine Gelegenheit, die nie mehr wiederkommt. Kann man wirklich sagen, wie meine Kritiker es tun, daß es nur eine Verschiebung ist?

Im Alter von drei Monaten haben ,meine' Kinder Fähigkeiten entwickelt, die für ein Einjähriges normal sind. Sie sind außerdem ungewöhnlich stark und körperlich gut entwickelt und deshalb dafür gerüstet, mit dem Leben an Land fertig zu werden.

Wir wissen, daß der Fötus im Mutterleib sich im Wasser entwickelt, weil Wasser ihm die günstigsten Entwicklungsbedingungen gewährt. Was könnte sinnvoller sein, als diese günstigen Bedingungen noch eine Weile zu verlängern?

Ich habe behinderte Kinder im Wasser behandelt, Kinder mit verkümmerten Muskeln, die weder sitzen noch stehen konnten. Im Wasser konnten sie sich umherbewegen und genau wie gesunde, normale Kinder ihres Alters funktionieren.

Ich betrachte ein behindertes Kind als eine Herausforderung. Wenn Wasser einem solchen Kind Leben und Kraft geben kann, dann muß man sich nur vorstellen, was es für ein Kind tun kann, das im Vollbesitz seiner Kräfte geboren wurde!"

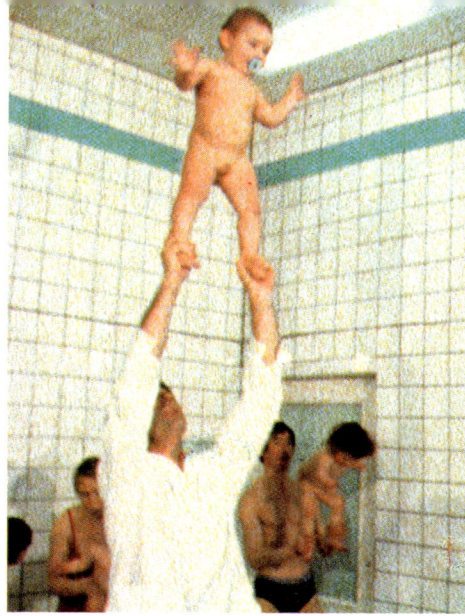

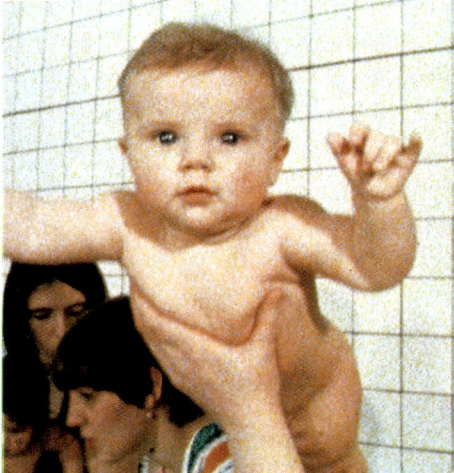

Ein Kind, das ans Wasser gewöhnt ist, kann auch unter Wasser gut sehen. Igor hält ein Buch hoch, und der Junge schaut interessiert die Bilder an.

Eltern, die mit ihren Kindern geschwommen sind, treffen sich nach dem Training im Badehaus. Sie zeigen sich stolz ihre Kleinen und bewundern die Fähigkeiten der anderen Kinder.

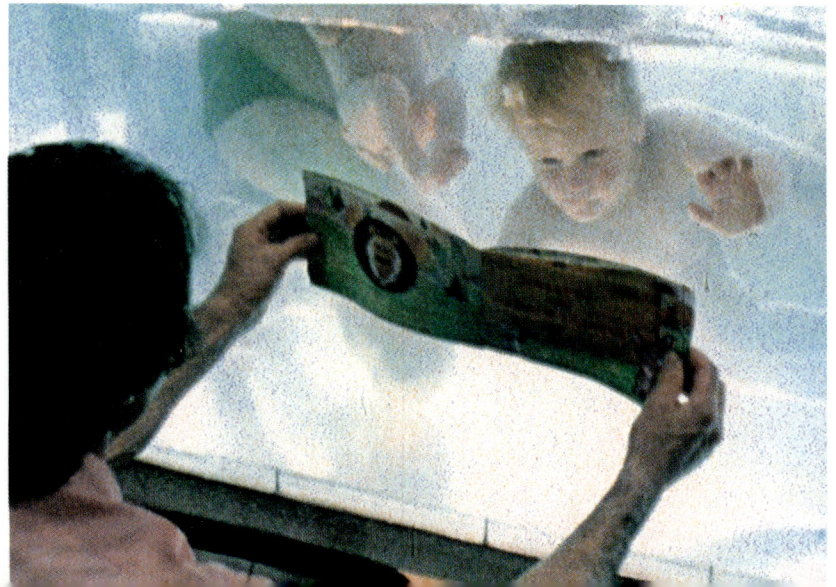

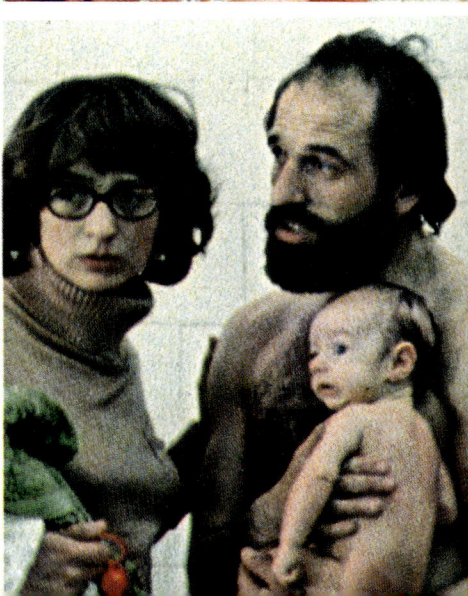

5   . . . ich konnte das Fragen

nicht bleiben lassen. . .

Igor Tjarkovskij — wer bist du? Wie bist du dazu gekommen, dein Leben dieser Art von Arbeit zu widmen?''

,,Ich bin vor fünfundvierzig Jahren im Ural geboren, bin aber in Altaj in der Nähe der sibirisch-mongolischen Grenze aufgewachsen.

Dort kam ich zum ersten Mal in Kontakt mit den traditionellen ,Heilern'; Menschen, die ihre Energie dazu benützen können, andere zu heilen und zu beeinflussen. Dort habe ich auch das verlassene Kätzchen gefunden, von dem ich dir erzählt habe.

Als ich erwachsen war, machte ich eine technische Ausbildung und arbeitete im Schiffsbau. Später wechselte ich den Beruf und wurde Sporttrainer. Auf diese letzte Ausbildung habe ich seither mit Studien in verschiedenen Gebieten aufgebaut, in Biologie, Psychologie und so weiter. Ich bin auch als Geburtshelfer ausgebildet und habe in Entbindungssälen gearbeitet.

Die Leute fragen sich oft, wer ich eigentlich bin, was mein Fachgebiet ist. Da es schwierig ist, darauf eine genaue Antwort zu geben, werden viele mißtrauisch und zweifeln an meinem wissenschaftlichen Status.

Ich bin nicht einfach Biologe, Arzt oder Sporttrainer. Ich kann nicht sagen, ich arbeite auf einem Spezialgebiet.

Ich habe die letzten zwanzig Jahre meines Lebens der Frage gewidmet, wie wir Neugeborenen helfen können, sich auf Wasser einzustellen. Es ist eine Frage, die nicht auf irgendein bestimmtes Gebiet begrenzt werden kann — auf Medizin, Psychologie oder Biologie —, sondern sie umfaßt viele Wissensgebiete. Sie erfordert eine umfassende, übergreifende Sichtweise, die nicht nur die traditionellen Wissenschaften einschließt, sondern auch Grenzgebiete wie die Parapsychologie.

Die genaueste Beschreibung der Arbeit, in der ich engagiert bin, würde lauten: eine Erkundung der Möglichkeiten zur Entwicklung des menschlichen Potentials.

Einmal kam ich während meiner Studien an ein Buch, in dem der Autor objektiv und sehr detailliert beschrieb, wie hervorragend die Bedingungen im Mutterleib für den Fötus sind und wie schmerzhaft es für ein Neugeborenes ist, der Schwerkraft ausgesetzt zu sein, die die schwachen und frühgeborenen Babys körperliche Schäden zufügen kann. Ich schrieb nur ärgerlich an den Rand: ‚Dann entbindet doch unter Wasser!‘ Das war für mich eine natürliche Reaktion, und ich wunderte mich, wieso der Autor nicht auch auf diese Weise reagierte.

Über die Jahre wurden meine ‚Warums‘ immer zahlreicher, bis ich schließlich erkannte, daß ich, wenn ich in meiner Arbeit weiterkommen wollte, eine Antwort auf alle diese Fragen finden mußte.

Warum können wir Babys nicht unter Wasser zur Welt bringen, um ihnen den schmerzhaften Übergang von einem fast schwerelosen Zustand zur vollen Auswirkung der Schwerkraft zu ersparen?

Warum legen wir das Opfer eines Verkehrsunfalls auf eine Bahre in einem rüttelnden Ambulanzwagen, in dem die Verletzungen sich nur verschlimmern können, statt in einen Tank mit Wasser, der sowohl die körperliche Belastung wie auch den Energieverbrauch reduzieren hilft?

> „Um eine vernünftige Antwort auf alle meine Fragen zu finden, muß ich mich um eine ganzheitliche Sicht des Lebens bemühen, die viele Wissenszweige umspannt“, sagt Igor Tjarkovskij

54

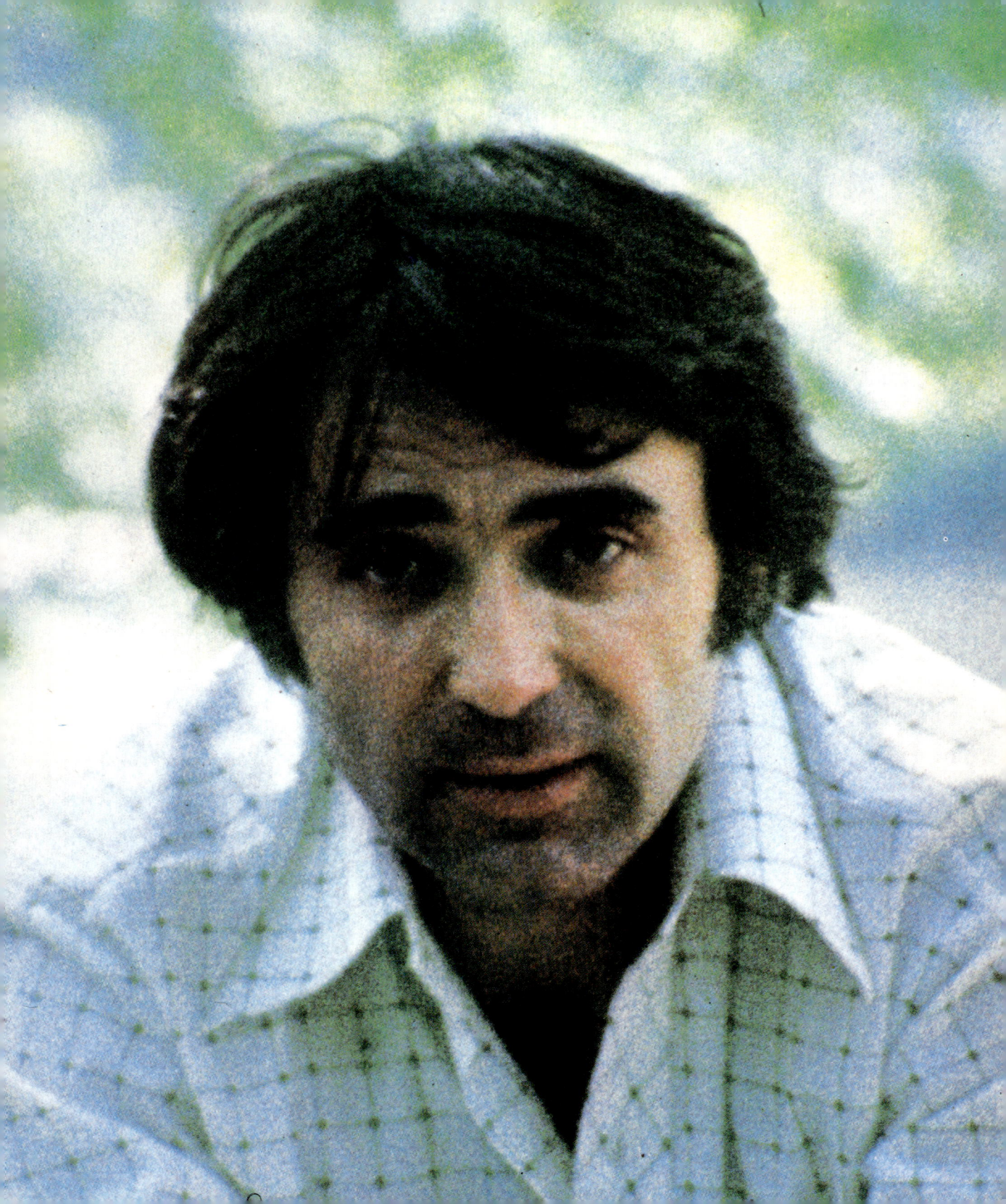

Und vor allem: Warum ertrinken Menschen? Jedes Jahr ertrinken auf der ganzen Welt ungefähr 250.000 bis 300.000 Menschen, jede zweite Minute ein Mensch. Weil sie nicht schwimmen können, sagst du. Aber alle Tiere *können* schwimmen — das habe ich wissenschaftlich bewiesen. Warum ertrinken Menschen *dennoch*? Weil sie Angst haben. Diese Angst sitzt tief im Unterbewußtsein, und wenn sie an die Oberfläche kommt, lähmt sie sowohl die Vernunft wie auch den Willen.

1962, als ich als Sporttrainer arbeitete, wurde ich mit einem Problem konfrontiert, das mich herausforderte, alle meine Spekulationen über dieses Thema unter Beweis zu stellen.

Meine Tochter Veta wurde geboren, zwei Monate zu früh. Sie wog nur etwas über zweieinhalb Pfund und war außerordentlich schwach und unterentwickelt. Die Ärzte im Krankenhaus gaben die Hoffnung auf, ihr Leben zu retten. Ich bat darum, die Verantwortung für ihre Pflege übernehmen zu dürfen, und sie stimmten zu.

Ich möchte betonen, daß das kein Experiment von mir war. Es war ein verzweifelter Versuch, das Leben eines mir lieben Menschen zu retten.

Ich legte Veta in eine Wanne mit 34—35° C warmem Wasser. Zuerst hielt ich den Wasserpegel ziemlich niedrig, gerade hoch genug, daß sie auf dem Boden liegen konnte, aber als ich sah, wie gut sie sich entwickelte, wurde ich kühner und gab mehr Wasser dazu.

In dem Wasser konnte sie ihren schwachen Körper leichter bewegen. Sie entwickelte sich schnell und hatte ihre Gleichaltrigen bald eingeholt. Sie aß fast doppelt so viel wie andere Babys. Die Ärzte fürchteten erst, daß sie überfüttert würde, mußten aber zugeben, daß sie auch viel aktiver war als andere Babys.

Ich mußte ihr bald einen größeren Tank besorgen, in dem sie schwimmen und tauchen konnte. Die Wände des Tanks waren durchsichtig, und ich zeigte ihr Filme und Dias. Ich gab ihr lebende Fische und Frösche zum Spielen. Wenn sie Hunger hatte, tauchte sie hinunter und holte eine Flasche herauf, die auf dem Tankboden lag.

Sie verbrachte tatsächlich den größeren Teil ihrer ersten zwei Lebensjahre im Wasser. Ich nahm sie nur aus dem Tank, wenn Gäste erwartet wurden, die vielleicht schockiert gewesen wären.

Als sie sieben Monate alt war, nahm ich sie mit in das große Schwimmbecken in dem Freibad, wo ich als Bademeister arbeitete. Mein Stuhl stand auf einem schwimmenden Dock in der Mitte des Beckens (das Becken hatte verschiedene Abteilungen). Wenn sie eine Stunde in einem Teil des Beckens verbracht hatte, brachte ich sie in einen anderen auf der anderen Seite. So hielt ich ständig Kontakt mit ihr. Allerdings konnte niemand verstehen, daß sie vollkommen damit zufrieden war, den ganzen Tag im Wasser dahinzutreiben.

Manchmal nahm ich sie abends und nachts in das große Schwimmbecken mit. Ich band ihr eine kleine Lampe um, so daß ich verfolgen konnte, wo sie war. Sie entwickelte eine erstaunliche Fähigkeit, sich im Dunkeln zu orientieren.

Als sie zwei Jahre alt war, konnte ich ihr nicht mehr so viel Zeit widmen, und wir waren gezwungen, das Wassertraining zu reduzieren. Damals sah sie allerdings schon aus wie eine Vierjährige . . .

Veta war das erste Kind, das so im Wasser aufgezogen wurde. Durch den Erfolg dieses Unternehmens waren wir auf den Geschmack gekommen, und meine Assistenten und ich führten schon ein Jahr später die erste Unterwassergeburt durch.

Ich versuchte auch, im Wasser zu leben. Ich verbrachte einen Monat in einem flachen Schwimmbecken, wo ich aß, schlief und an einer wissenschaftlichen Arbeit schrieb. Ich verließ das Wasser nur, wenn ich zur Toilette mußte.

In dieser Zeit entwickelte ich sehr viel Energie. Ich hatte enorme Kräfte, die ich in meine Arbeit stecken konnte, und ich merkte, daß mir Ideen und Gedanken viel leichter kamen als vorher. Ich fühlte mich auch viel stärker und leistungsfähiger als die Menschen um mich herum.

Bevor wir weitergehen, möchte ich jedoch darauf hinweisen, daß ich Vorgänger habe. Andere Forscher haben Entdeckungen gemacht, die mir in meiner Arbeit als Ausgangspunkt dienten.

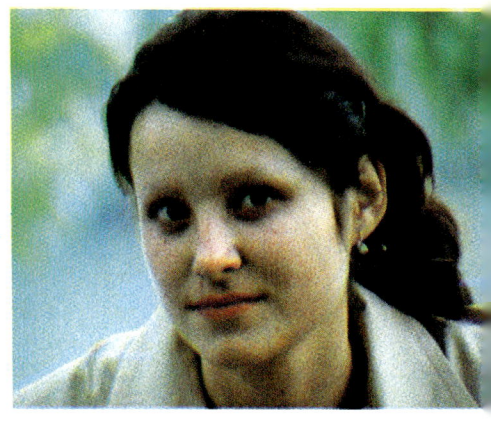

Veta, Igors älteste Tochter. Sie wurde vor zwanzig Jahren geboren, zwei Monate zu früh. Ihr Vater rettete ihr das Leben, indem er sie in einer Wanne mit lauwarmem Wasser pflegte. Sie entwickelte sich erstaunlich schnell und hatte ihre Gleichaltrigen bald eingeholt. Igor setzte das Wassertraining mit ihr über Jahre hinweg fort. Veta, das erste „Wasserbaby", ist heute eine unabhängige, entschlossene und harmonische junge Frau.

Barcroft hat auf verschiedene Weisen demonstriert, wie der Sauerstoffbedarf des Organismus sich im Wasser verringert. Legentjenko und Sokolov entdeckten vor vielen Jahren, daß man schwachen Neugeborenen helfen kann, indem man sie nach der Geburt 15 bis 20 Minuten lang badet. Das ist eine wirksame Methode, die in unsere Entbindungskliniken erst noch Eingang finden muß. Vermutlich erschien sie zu einfach, als daß man sie hätte ernstnehmen können.

Der Pathologe Kasmarskaja hat gezeigt, daß die Entwicklung des Gehirns außerhalb der schwerelosen Umgebung des Mutterleibs langsamer vor sich geht. Die Gehirne Frühgeborener, die einige Zeit nach der Geburt starben, haben weniger Nervenzellen als das Gehirn eines normal entwickelten Kindes desselben Alters, von der Empfängnis an gerechnet.

Einer der bekanntesten Forscher, die die Idee propagierten, daß die Schwerkraft der Entwicklung des Gehirns und somit dem menschlichen Potential Grenzen setzt, war Konstantin Tsiolkovskij. Er behauptete, die menschliche Entwicklung würde stehenbleiben, bis die Technik es uns gestattete, in großem Ausmaß den Weltraum zu kolonialisieren. Er hatte phantastische Visionen davon, wie diese schwerelose Umgebung die menschliche Lage radikal verändern würde.

Aber warum sollen wir auf eine so ferne und unsichere Zukunft warten? Ein Element, das uns viel näher ist, kann uns fast ebenso schwerelos machen, kann für unsere Entwicklung ebenso viel bedeuten . . .

Ich bin überzeugt, daß Menschen in vergangenen Zeiten sich dieser Tatsache bewußt waren. Vieles deutet darauf hin, daß die Menschen der Vergangenheit um die Heilkräfte des Wassers wußten. In vielen Religionen spielt das Wasser in verschiedenen Ritualen eine wichtige Rolle.

In vergangenen Zeiten war das Wasser ein Symbol für Unsterblichkeit und Fruchtbarkeit. Alte griechische Mythen erzählen, wie die Götter das Wasser benutzten, um sich das ewige Leben zu sichern.

Die Taufe ist eines der wichtigsten christlichen Sakramente.

Sie ist in der Tat eines der bedeutendsten Initiationsrituale in allen Religionen.

Rituale Bäder waren Teil der Eleusinischen Mysterien und des Kultes von Dionysos und Isis. Wasserzeremonien waren Teil der Kulte in Ägypten, Assyrien, Babylon und Palästina. Viele Rituale enthielten das Untertauchen in Wasser, das das Ende des sündigen Lebens und den Beginn eines neuen, tugendhaften Lebens symbolisierte. Im alten Ägypten wurden Kinder, die dazu bestimmt waren, Priester zu werden, sogar im Wasser geboren — sie wurden dann als eine besondere Art von Menschen mit einer besonderen Beziehung zum Übernatürlichen betrachtet.

Das Taufritual wird in den *Lehren der Zwölf Apostel*, einem frühen christlichen Text aus dem ersten Jahrhundert n.Chr., detailliert beschrieben. Der Text rät folgendes: ‚Man taufe im Namen des Vaters, des Sohnes und des Heiligen Geistes in lebendigem, fließendem Wasser. Wenn kein lebendiges Wasser zu finden ist, so nehme man kaltes; ist kaltes nicht da, so nehme man warmes.'

Es ist interessant, daß kaltes Wasser dem warmen vorgezogen wird. Ich weiß aus meiner eigenen Erfahrung, daß kaltes Wasser (besonders eiskaltes — geschmolzener Schnee) phantastische Heilkräfte hat. Es regt den Blutkreislauf und die Atmung viel wirksamer an als warmes Wasser.

In Rußland ist es jahrhundertelang Brauch gewesen, Neugeborene in Eislöcher zu tauchen. Ich habe selbst gesehen, wie schwache, frühgeborene Babys auflebten, nachdem sie in kaltes Wasser gesteckt wurden, bis sie buchstäblich blau anliefen. Sie wurden dann herausgeholt, warm angezogen, eingepackt und ans Feuer gelegt. Unter den Heilern in Mittelasien, wo ich meine Jugend verbrachte, war das allgemein üblich.

Man kann nur ahnen, was hinter einer so phantastischen Wiederbelebung für Wirkkräfte stecken. Denkbar wäre, daß die Struktur von Schmelzwasser dem schwachen Organismus auf irgendeine Weise zuträglicher ist als die Struktur von warmem oder abgekochtem Wasser. Vielleicht harmonisiert die Struktur von Schmelzwasser in irgendeiner Weise mit der Zellstruktur des

Organismus und übt so einen günstigen Einfluß auf ihn aus. Dies ist jedoch nur eine Hypothese.

Ich glaube auch, daß sowohl die altägyptischen Priester wie die Heiler in Zentralasien bestimmte psychologische — oder eher parapsychologische — Fähigkeiten besaßen. Zumindest kannten und beherrschten sie bestimmte Spezialtechniken, sie wußten mit anderen Worten ganz genau, was sie taten . . .

Wir haben allen Grund, zu glauben, daß die Priester und Heiligen der alten Zeiten sich der bemerkenswerten Kräfte des Wassers bewußt waren. Sie wußten vermutlich auch, wie Wasser benutzt werden kann, um zu erreichen, was wir höhere Formen des Bewußtseins nennen, und um mit höheren Kräften in Verbindung zu treten.

Der ursprüngliche Sinn der Taufe war vermutlich der, eine feste Verbindung zwischen dem Kind und Gott herzustellen, eine Verbindung, die ein Leben lang halten konnte. Unsere alten christlichen Kirchen stehen oft an Orten, die als günstig für den Kontakt mit dem Universum angesehen werden. Die Schüsselform des Taufbeckens sammelt und konzentriert Energie, und das Wasser, in das das Kind in früheren Zeiten ganz eingetaucht wurde, hilft dem Kind, an der kosmischen Energie teilzuhaben.

Je mehr religiöse Texte ich lese, desto überzeugter werde ich von der Macht dieser alten Wasserrituale und von der einzigartigen Wirkung, die sie auf die menschliche Psyche ausübten.

Heute sind diese Rituale in vieler Hinsicht zu bloßen technischen Vorgängen rein symbolischer Bedeutung reduziert worden. Das ist mit den meisten Zeremonien geschehen, die heute noch durchgeführt werden, besonders im Westen.

Es gibt jedoch in vielen Bereichen eine klare Tendenz, das alte Wissen wieder zu beleben und den Ritualen wieder ihre frühere Bedeutung beizumessen. Das ist auch nicht einfach eine Reaktion auf den Nihilismus oder die ,spirituelle Krise', von der so viel geschrieben wurde. Die alten Bräuche enthielten vermutlich viel mehr praktische Bedeutung als allgemein angenommen wurde. Unsere moderne Zivilisation ist es, die sie zu Symbolen reduziert hat.

Es wird uns langsam bewußt, daß ohne ein Verständnis dieser Dimension eine Fortsetzung der menschlichen Entwicklung praktisch unmöglich ist. Wir müssen uns wieder um das alte Wissen bemühen.

Traditionelle akademische Studien sind jedoch nicht die Antwort. Das Wissen, das wir brauchen, kann nur durch direkte Erfahrung des Wertes dieser alten Wahrheiten gewonnen werden, nicht durch ein rationalistisches Anhäufen von Informationen.''

6 ... Bio-Energie, ein Faktor,

der zu berücksichtigen ist . . .

Igor Tjarkovskij ist es wichtig, zu betonen, daß er nicht in irgendeines der herkömmlichen wissenschaftlichen Fächer einzuordnen ist. Er möchte eine Art umfassende, übergreifende Sicht vertreten. Im Westen würde er vermutlich zu denen gezählt, die eine ganzheitliche, alternative Form von Medizin und Gesundheitsvorsorge anstreben. Wie überall in dieser Bewegung ist parapsychologisches Denken auch ein wesentlicher Teil von Igors Arbeit.

,,Als ich mit den Unterwasser-Entbindungen zu experimentieren begann, assistierten mir Menschen, die in diesem Land als ‚Sensitive' bekannt sind, Menschen mit parapsychologischen Fähigkeiten'', sagt Igor. ,,Auch wenn sie bei der eigentlichen Entbindung nicht anwesend waren, so konnten sie doch mithilfe ihrer Bioenergie die Situation in einem sicheren Rahmen behalten. Da sie das Biofeld der Menschen wahrnehmen können, konnten sie auch sehen oder spüren, ob gewisse Faktoren ungünstig waren, und mir gegebenenfalls von der Fortsetzung der Unterwasserentbindung abraten.

Ich habe mir diese Hilfe und Absicherung für meine Arbeit selbst gewünscht. Da es jedoch wenige Sensitive gibt, müssen andere vielleicht andere Lösungen finden.''

Wovon spricht Igor? Sensitive? Biofeld? Bioenergie? Bevor

63

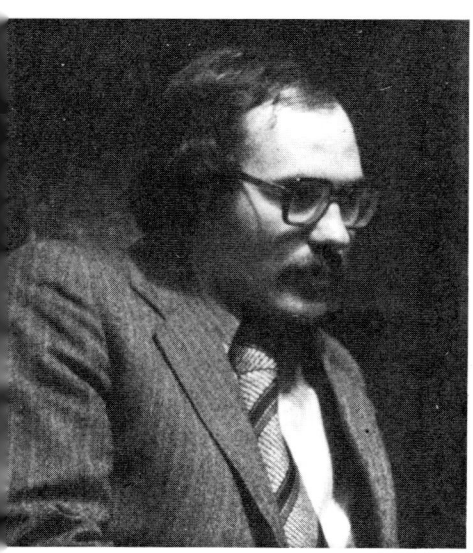

Einer der ,,Sensitiven'' (Parapsychologen), die eng mit Igor zusammenarbeiten, ist Vladimir Iwanusjkin-Volodja. Er arbeitet als Heiler in einer Moskauer Klinik, wo er unter der Kontrolle und Beratung eines Arztes die verschiedensten Krankheiten behandelt. Er gilt als einer der vielversprechendsten sowjetischen Parapsychologen und setzt seine Fähigkeiten kompromißlos und ausschließlich für positive und lebensfördernde Ziele ein. Volodja hat bei Igors Unterwasser-Entbindungen geholfen, die Wehen zu erleichtern, die Blutungen zu verringern und das Ausstoßen der Nachgeburt zu beschleunigen. Er nimmt auch für sich in Anspruch, Infektionen verhüten und das Kind vor möglichen schädlichen Umwelteinflüssen schützen zu können.

wir fortfahren, sollten wir vielleicht ein paar Dinge erklären.

,,Bioenergie'' ist einer von vielen Namen für eine Form der Energie in und um den menschlichen Körper. Ihre Existenz wird von vielen anerkannt, ihre physiologischen Eigenschaften sind jedoch noch zu bestimmen.

Es ist die Energieform, die unter anderem von der chinesischen Akupunktur beeinflußt werden kann. Akupunkteure nennen sie ,,Chi''. Störungen im Fluß dieser Energie durch den Körper können Krankheit hervorrufen.

Bestimmte Religionen und Ideenrichtungen sagen, daß Bioenergie kosmischen Ursprungs ist, das ganze Universum durchzieht und daß das Leben im wesentlichen auf einen ständigen Austausch von Energie zwischen allen lebenden Geschöpfen hinausläuft.

Die Bioenergie, die den Körper umgibt, wird manchmal das ,,Biofeld'' genannt. Dieses Feld kann von besonders geschulten oder sensitiven Menschen als Aura um eine Person herum wahrgenommen — gesehen oder gespürt — werden. Diese Ausstrahlung soll besonders stark an bestimmten Zentren sein, die ,,Chakras'' genannt werden (der Ausdruck kommt aus Indien, wo diese Energie ,,Prana'' heißt).

Bioenergie kann auch, wie es scheint, auf Photos festgehalten werden. Semjon und Valentina Kirlian, ein sowjetisches Forscherpaar, entdeckten, daß Ausstrahlung und Lichtphänomene um Gegenstände herum auf Photopapier festgehalten werden können, wenn man sie in ein elektrisches Hochspannungsfeld bringt. Die Strahlungsmuster variieren entsprechend der Gesundheit und dem geistigen Zustand, man kann zum Beispiel Veränderungen um die Hand eines Heilers oder einer Heilerin während seiner oder ihrer Arbeit sehen.*

Bioenergie ist einer der Faktoren, die für sogenannte parapsychologische Phänomene wie Hellsehen, Gedankenübertragung, Präkognition oder Postkognition (die Fähigkeit, in die Zukunft oder die Vergangenheit zu schauen), Telekinese (die Fähigkeit,

* Ein Buch zur Körper/Seele-Diagnose auf den Erkenntnissen des Kirlian-Effektes erscheint im Oktober 1983 im Synthesis Verlag Essen.

64

Gegenstände zu bewegen oder zu verändern, ohne sie zu berühren) und Geistheilen verantwortlich sind.*

Sensitive sind also Menschen, die Bioenergie *bewußt* lenken und benützen können. Wir alle benutzen in unserem täglichen Leben Bioenergie und sind von ihr beeinflußt, ohne uns dessen jedoch bewußt zu sein.

In Rußland scheint das traditionelle Volkswissen in diesem Bereich in viel größerem Maße überlebt zu haben als im Westen, und dafür gibt es sicher zahlreiche Gründe.

Dieses riesige Land war bis lange in die moderne Zeit hinein ein Land der dritten Welt, wo es nur wenige Ärzte gab und wo Gesundheitsbehörden und ähnliche Institutionen es schwer hatten, sich bemerkbar zu machen. Außerdem ist die orthodoxe Kirche offener für Mystizismus und Irrationales als die katholische und die protestantische Kirche sind. Die Tatsache, daß vieles von diesen Dingen nach 1917 in den Untergrund gehen mußte, heißt nicht unbedingt, daß es dadurch schwächer wurde . . .

Auch Staat und wissenschaftliche Einrichtungen zeigen in der Sowjetunion großes Interesse an paranormalen Phänomenen. Zum Beispiel wurde die Möglichkeit untersucht, Botschaften durch Gedankenübertragung über lange Strecken hinweg zu übermitteln. Man hat auch Versuche mit praktischen Anwendungsmöglichkeiten für diese Phänomene unternommen, zum Beispiel in der Landwirtschaft: Dort wurde durch den Einfluß Sensitiver auf die Saat der Ertrag gesteigert. Im Westen gibt es Spekulationen darüber, ob hinter dem sowjetischen Interesse an Parapsychologie militärische Motivationen stehen.

In einer Reihe sowjetischer Hospitäler arbeiten Sensitive als Heiler, Seite an Seite mit Ärzten, unter wissenschaftlicher Kontrolle und Auswertung.

Ihre Arbeit geht von dem theoretischen Standpunkt aus, daß Krankheit vor allem durch Störungen im Energiefluß entsteht. Der physische Körper ist dann geschwächt und empfänglicher für Bakterien und Viren und andere destruktive Prozesse. Sensi-

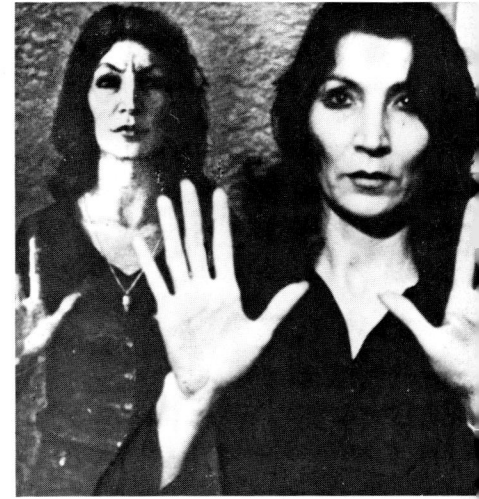

Georgiskan Djuna Davitaschvili ist eine sowjetische Heilerin, die auch im Westen Aufmerksamkeit erregt hat. Im schwedischen Fernsehen zeigte sie, wie sie mit ihren Händen in einiger Entfernung vom Körper des Patienten Krankheiten oder Verletzungen in Form von Veränderungen des Biofeldes des Patienten „spüren" kann. Sie kann ihre Hände auch dazu benutzen, dem Patienten ihre eigene Bioenergie zu übertragen. Sie sagt über ihre Arbeit: „Ich mache, glaube ich, was die chinesischen Akupunkteure schon seit Jahrhunderten machen: Ich aktiviere die Abwehrmechanismen des Körpers, so daß der Patient seine Krankheit selbst bekämpfen kann. In Zukunft, wenn wir mehr über die Bioenergie und ihre Eigenschaften wissen, werden wir auch vorbeugend arbeiten können, so daß Krankheiten gar nicht erst zu entstehen brauchen."

---

* Siehe auch: Raum-Zeit und erweitertes Bewußtsein, Synthesis Verlag, Essen 1981.

tive können ihre eigene Energie auf den Patienten übertragen, das Biofeld von störenden Elementen reinigen und außerdem die Ursache der Störung herausfinden. All dies ist als Hintergrundwissen zum Verstehen von Igors Arbeit notwendig.

Er spricht zum Beispiel von der schlechten Umgebung in einer Entbindungsklinik, wo die Biofelder vieler angespannter Menschen sich gegenseitig bedrängen und stören und ein viel größeres Gesundheitsrisiko darstellen als Bakterien. Er ist auch davon überzeugt, daß Sensitive nicht nur *spüren* können, ob mit Mutter oder Kind etwas schiefgeht, sie können mit ihren Kräften auch *verhindern*, daß etwas geschieht.

Igor geht in seiner Arbeit also davon aus, daß es telepathische Verbindungen gibt und daß diese Verbindungen zwischen Mutter und Kind besonders stark sind. Grundlage seines Trainings mit der werdenden Mutter ist die Annahme, daß das Kind von den Gedanken, Gefühlen und Erfahrungen der Mutter beeinflußt wird.

Wenn er betont, daß die Anwesenheit von Fremden beim Wassertraining der Babys störend bis gefährlich sein kann, bezieht er sich auch auf diese telepathische Verbindung: Die Fremden übertragen ihre Angst auf die Kinder, die dadurch sehr belastet werden können.

Ein Baby ist besonders empfindlich und verletzlich, weil es ein vollkommen offenes Biofeld hat. Es saugt Eindrücke auf wie ein Schwamm. (Vielleicht ahnten die Menschen das früher, als es zahllose Regeln und Gebräuche gab, die das Kind in der Zeit direkt nach der Geburt vor bösen Einflüssen schützen sollten . . .)

Dieser Punkt kann nicht genug betont werden: Die größte Gefahr in dem ganzen Vorgang des Wassertrainings ist das Entsetzen, das die meisten Leute überkommt, wenn sie ein Neugeborenes scheinbar hilflos im Wasser herumplanschen sehen. Da Wasser, und besonders Meerwasser, Bioenergie besonders gut leitet, ist die Wirkung auf das Kind hier besonders stark.

,,Wir haben uns am Anfang nicht um dieses Problem gekümmert'', sagt Igor. ,,Aber vor zwanzig Jahren, als wir die ersten

Neugeborenen Schwimmen lehrten, hatten wir manchmal unerwartete Schwierigkeiten. Manchmal konnten wir die Experimente nicht zu Ende führen, weil die Kinder heftige negative Reaktionen zeigten, für die wir keine Erklärungen hatten. Nach einer Reihe von Tierexperimenten kamen wir dem Problem jedoch auf die Spur. Zahlreiche Anzeichen ließen auf eine Beeinflussung durch die Mutter schließen.

Als wir kleinen Kätzchen das Schwimmen beibrachten, zeigten sie manchmal Anzeichen von Belastung, obwohl sie die Situation eigentlich nicht als besonders bedrohlich hätten empfinden dürfen. Es geschah, wenn die Mutter anwesend war. Sie war von unseren Aktionen fürchterlich erschreckt, und ihre Angst griff sofort auf ihre Jungen über.

In der Obhut eines Biberweibchens jedoch zeigten die kleinen Kätzchen großes Talent zum Schwimmen. Sie konnten stundenlang hintereinander im Wasser bleiben und bis zu fünf Minuten lang den Atem anhalten.

Das erklärt die erfolglosen Versuche ungeübter Eltern mit dem Babyschwimmen. Verstehen und Willenskraft reichen zur Kontrolle des eigenen Biofeldes nicht aus; es wird in hohem Maße von unbewußten Phänomenen, wie unserer instinktiven Angst vor dem Wasser, beeinflußt.

In manchen solcher Fälle kann Suggestion hilfreich sein. Eine viel verläßlichere Methode ist jedoch das Trainingsprogramm für Eltern, das ich ausgearbeitet habe.

Dazu kommen wir jetzt.''

7   . . . die Wassererfahrung des Kindes

beginnt mit der Mutter . . .

Wenn man seinem Kind die Chance geben möchte, ein echtes ‚Wasserbaby' zu werden, dann genügt es nicht, bei der Geburt damit anzufangen. Die Mutter muß während der Schwangerschaft beginnen", sagt Igor.

„Was die Mutter tut, wie sie denkt, handelt und reagiert, beeinflußt das Kind schon im frühesten fötalen Stadium. ‚Sensitive' konnten psychologische Probleme von Kindern auf erschreckende Erlebnisse, die die Mutter während der Schwangerschaft hatte, zurückführen und waren auch in der Lage, das Kind von diesen Problemen zu befreien.

Deutlichere Hinweise darauf, wie das Verhalten der Mutter während der Schwangerschaft das ungeborene Kind beeinflußt, bekamen wir durch die Kinder professioneller Schwimmerinnen, die ihr Training während der Schwangerschaft fortführten. Schon bei der Geburt hatten diese Kinder viel ausgeprägtere Schwimmreflexe — sie machten richtige Schwimmbewegungen.

Die Frauen, die mit dem Wunsch nach einer Unterwassergeburt zu mir kommen, haben eine Wahl getroffen. Sie glauben an eine Idee, sie treten für eine Sache ein. Diese positive Einstellung ist für den Erfolg des Trainings wesentlich. Auch in Zukunft, wenn die Unterwassergeburt hoffentlich in weiteren Kreisen akzeptiert sein wird, wird es wichtig sein, daß die Frau eine

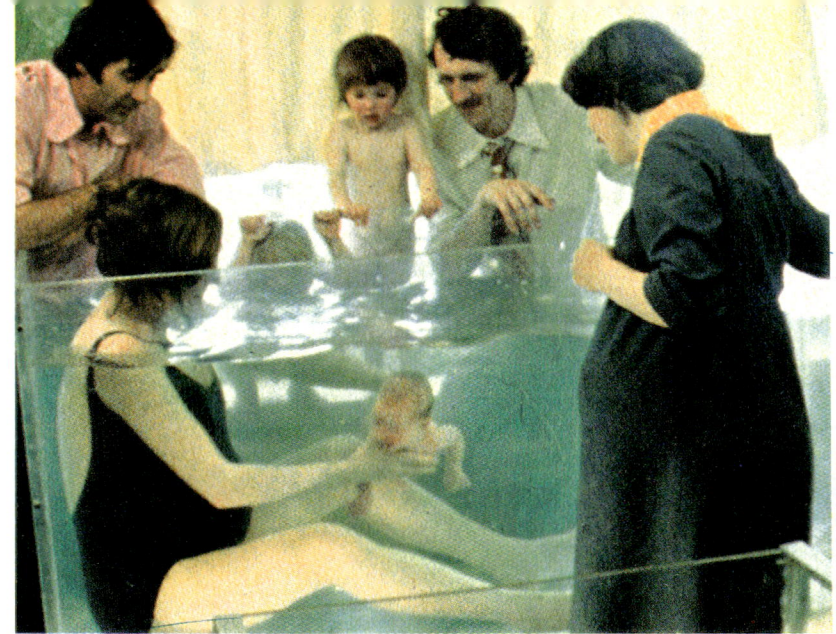

Die Gewöhnung des Babys ans Wasser findet eigentlich vor der Geburt statt; deshalb ist es, laut Igor Tjarkovskij, wichtig, daß die werdende Mutter sich viel im Wasser aufhält. Es ist für die Eltern auch wichtig, andere Eltern, die mit ihren Kindern das Wassertraining unter Igors Aufsicht machen, zu beobachten und kennenzulernen.

Entscheidung trifft, daß sie Zeit und Mühe in eine sorgfältige Vorbereitung investiert.

Da die Anpassung des Kindes ans Wasser lange vor der Geburt stattfindet, ist es wichtig, daß die Mutter während ihrer Schwangerschaft so viel Zeit wie möglich im Wasser verbringt. Sie sollte sehr viel schwimmen. Wie ich gerade sagte, erhöht das die Schwimmfähigkeiten des Kindes.

Es ist auch gut, wenn die Frau übt, unter der Wasseroberfläche zu schwimmen, zu tauchen und sogar zu essen. Sie kann vielleicht an einer Babyflasche saugen oder kleine Stücke Nahrung vom Boden aufnehmen. Ein Kind unter Wasser an einer Flasche saugen oder essen zu sehen, sei es nun in Wirklichkeit oder auf einem Photo, ist nicht halb so überzeugend, wie wenn man es selbst tut.

Es geht jedoch nicht nur um das körperliche Training, sondern auch um das psychologische. Für die werdende Mutter ist es deshalb sehr wichtig, dabei zu sein, wenn andere Eltern mit ihren Babys Wassertraining machen. Sie muß es selbst sehen, wie gern Babys im Wasser sind und wie sicher es sein kann, wenn man bestimmte Regeln befolgt. Sie muß versuchen, sich in das Vergnügen des Kindes einzufühlen; sie muß sehen und erkennen, daß es möglich ist. Nicht gefährlich — ein Vergnügen!

Natürlich ist es gut, andere Eltern zu treffen, die ihre Kinder im Wasser geboren und aufgezogen haben, und mit ihnen über ihre Erfahrungen zu sprechen.

Die Massenmedien können auch eine wichtige Rolle spielen. Es kann für die Mutter sehr hilfreich sein, über Unterwassergeburten und Wassertraining für Neugeborene in der Zeitung zu lesen oder Fernsehsendungen darüber zu sehen. Diese Art von Öffentlichkeitsarbeit, wenn sie sachlich und objektiv gemacht wird, kann viel dazu beitragen, die instinktive Angst der Menschen vor dem Wasser abzubauen.

Dieses Training muß mit fester Hand durchgeführt werden. Die Frau überwindet ihre Vorurteile und ihre tiefverwurzelte Angst vor dem Wasser nicht, wenn man ihr einfach sagt, sie seien unbegründet. Es braucht viel mehr, um sie zu überzeugen, um eine Einstellung zu ändern, die sie seit Millionen von Jahren als ihr Erbe mit sich trägt.

All diese Vorbereitungen sind auf einen großen Tag ausgerichtet — die Geburt. Endlich ist der Tag gekommen. Alles ist vorbereitet, im Entbindungsraum steht ein großer gläserner Tank mit warmem Wasser, in dem nicht nur für die Mutter, sondern auch für die Hebamme, den männlichen Geburtshelfer und den Vater Platz sein muß.

Der Vater gibt der Mutter nicht nur praktische Hilfe und Unterstützung, er trägt auch seine Energie bei. Er ist nach der Entbindung oft erschöpfter als die Mutter.

Der Tank muß tief genug sein, daß die Beobachter richtig untertauchen können. Je mehr sie unter Wasser sein können, desto besser.

Stille und Ruhe herrschen im Raum. Das Licht ist gedämpft, störende Eindrücke aus der Umgebung werden ferngehalten. Es ist wichtig, daß alle Anwesenden mit dem, was vor sich gehen soll, in Einklang sind. Negative Reaktionen, wie Zweifel oder Furcht, übertragen sich auf Mutter und Kind und können gefährlich für sie sein.

Vielleicht ist, wie wir schon erwähnt haben, ein ,Sensitiver' anwesend. Ein Chirurg und ein Kinderarzt sind benachrichtigt und bereit, einzugreifen, wenn die Notwendigkeit entstehen sollte. Bei den Unterwassergeburten, die bis jetzt stattgefunden haben, ist dies nur sehr selten der Fall gewesen.

Das warme Wasser im Tank wirkt sehr schmerzlindernd. Außerdem nimmt der Energieverbrauch im Wasser ab. Mutter und Kind haben so mehr Kraft, mit der Geburt und den entscheidenden letzten Momenten fertigzuwerden.

Da die Mutter weniger Schmerz empfindet, kann sie sich auch darauf konzentrieren, ihre eigenen Bewegungen zu kontrollieren und auf die wirksamste Art und Weise mit ihrem Körper zu arbeiten. Ihre Schwerelosigkeit im Wasser macht es ihr möglich, mit Leichtigkeit jede Stellung einzunehmen, die ihr angemessen erscheint.

Die Rückenlage, die in unseren Krankenhäusern die „normale" ist, ist vermutlich die schlechteste Stellung. Einmal weil es in dieser Haltung schwieriger ist, das Baby während der letzten Phase der Geburt auszupressen, und zum anderen weil der Körper in dieser Stellung schwächer ist. Die Frau *fühlt* sich nicht nur hilflos und gelähmt — Experimente haben gezeigt, daß das Liegen auf dem Rücken den Organismus schwächt. Im Wasser kann die Mutter alle möglichen Stellungen einnehmen, auf allen Vieren erweist sich oft als gut, und auch verdrehte, asymmetri-

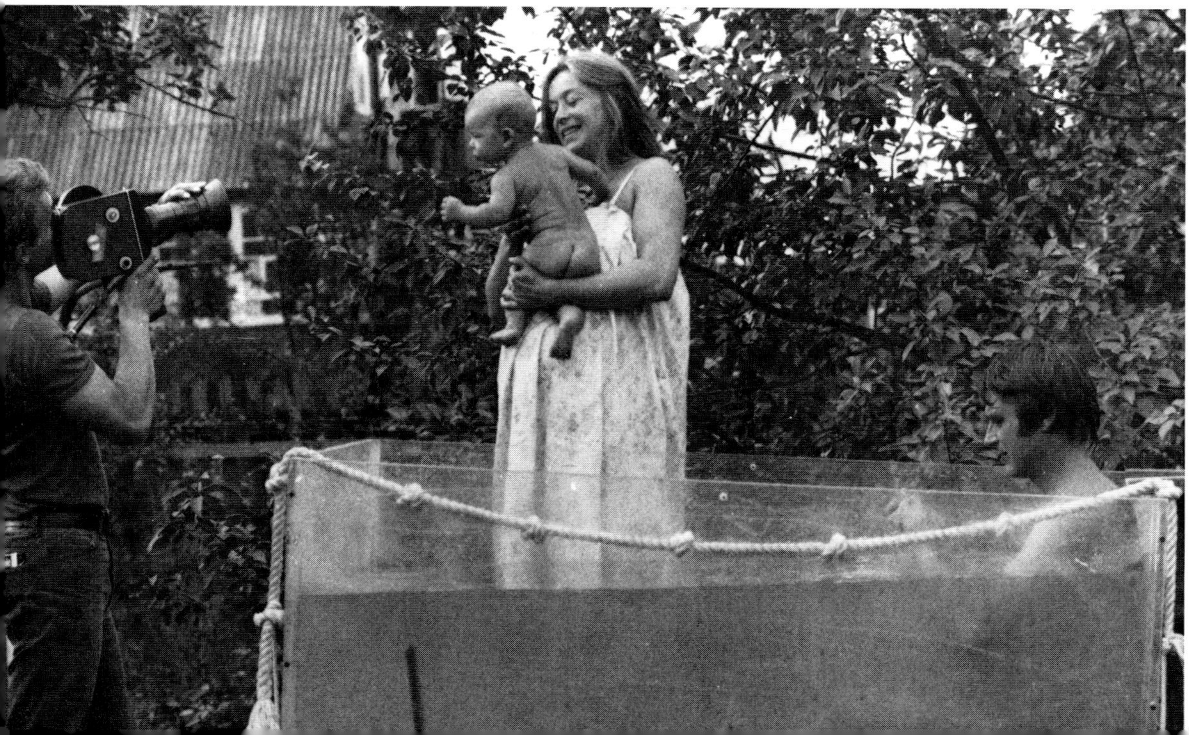

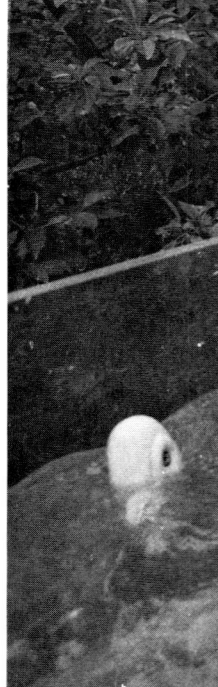

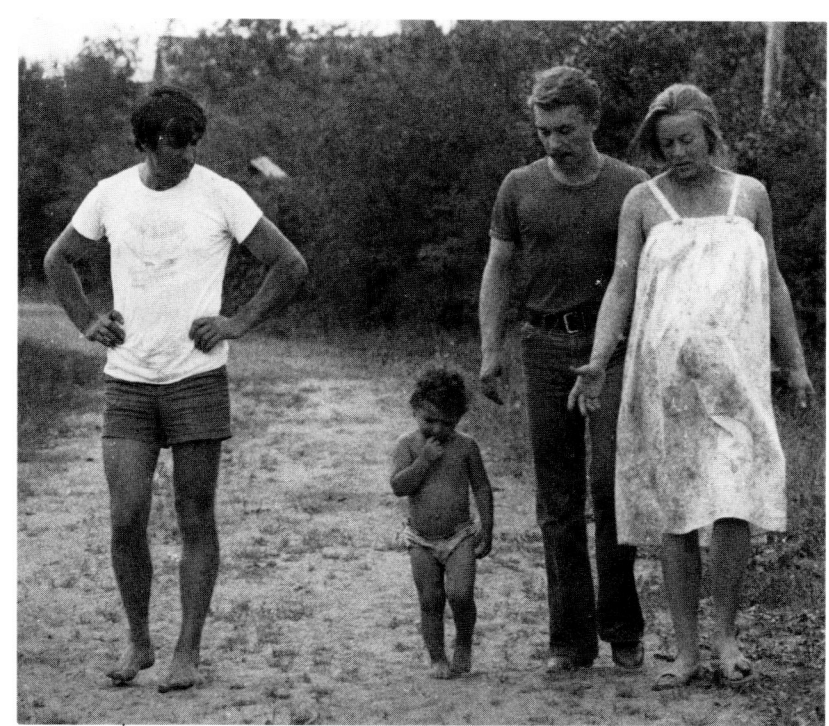

Die Schauspielerin
Margarita Terechova ist eine
Mutter, die ihr Kind mit
Igors Wassertraining aufgezogen hat. Als Margarita
ihr zweites Kind erwartete,
unterzog sie sich einem re-
gelmäßigen Wasser-
Trainingsprogramm unter
Igors Anleitung. Sie brachte
ihr Kind zwar nicht im
Wasser zur Welt (Ärzte rie-
ten ihr davon ab, da sie zu
der Zeit über vierzig war),
aber sie begann gleich nach
der Geburt mit dem Wassertraining ihres Sohnes.

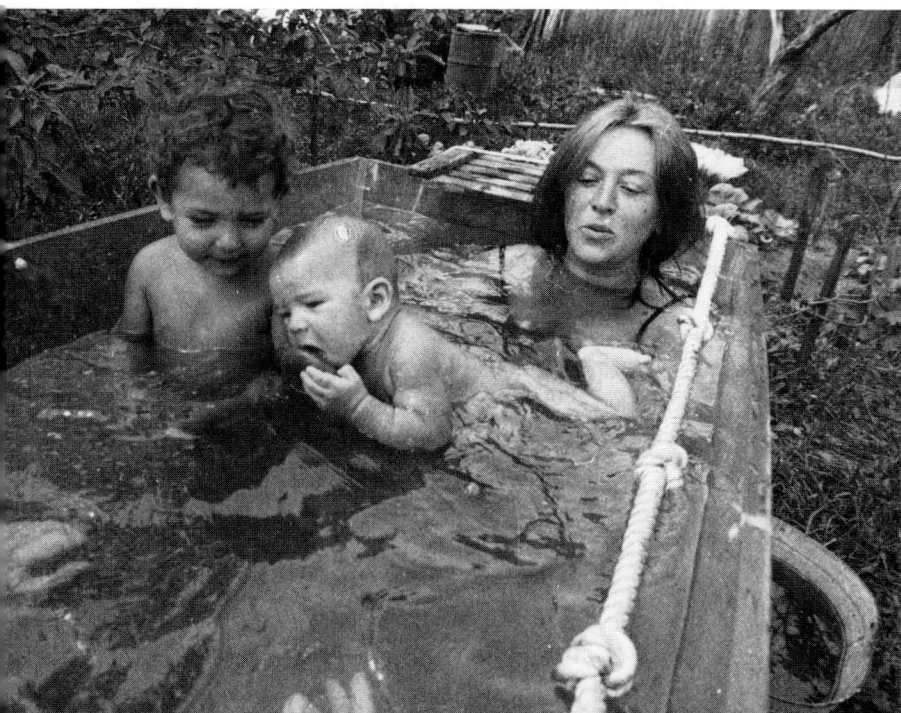

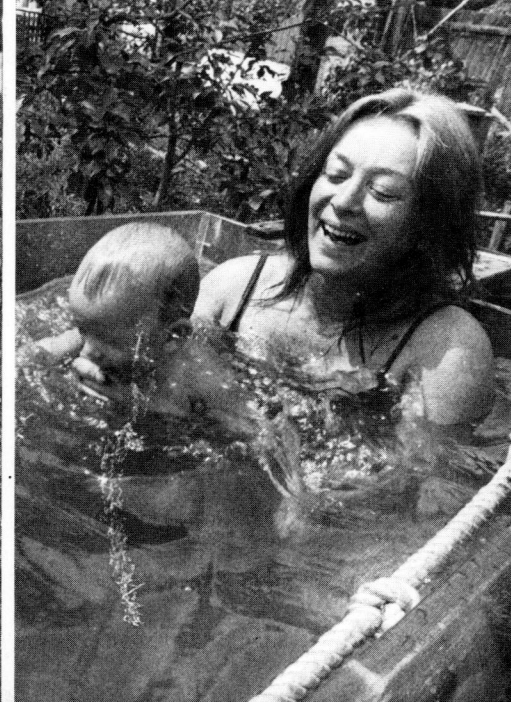

sche Stellungen. Während bestimmter Phasen der Geburt ist der Weg des Babys tatsächlich asymmetrisch, spiralig.

Die Entbindungshelfer tauchen unter, beobachten und helfen, wenn es nötig ist.

Für das Baby ist der Austritt aus der Mutter nicht solch ein dramatisches Ereignis, wie es bei einer normalen Geburt ist. Es kommt nicht in eine kalte Welt, wo die Schwerkraft es wie ein Keulenschlag trifft. Es wird nur eine warme, unterstützende Flüssigkeit gegen eine andere ausgetauscht . . . Der erste Atemzug, der vielen von uns mit einem Klaps auf den Hintern abgezwungen wurde, muß nicht in diesem anstrengenden ersten Augenblick erfolgen, wo alles auf einmal geschieht: Licht, Schwerkraft, Hochheben, Durchschneiden der Nabelschnur . . .

Ein Neugeborenes kann Sauerstoffmangel viel besser vertragen als ein Erwachsener, dessen Lungen natürlich in voller Tätigkeit sind. Die Nabelschnur pulsiert auch noch mehrere Minuten nach der Geburt.

Die Mutter kann deshalb unter Wasser ihr Kind ganz langsam und sachte ergreifen und an ihre Brust bringen. Vielleicht findet es gleich die Brustwarze zum Saugen, auf jeden Fall aber wird es sicher in demselben Element und demselben Energiefeld ruhen, in dem es die letzten neun Monate gelebt hat.

Sanft und vorsichtig kann die Mutter, dann wenn es sich richtig anfühlt, ein wenig aus dem Wasser auftauchen. Das Baby spürt die Luft auf seinem Gesicht, während sein Körper noch im Wasser ist — es kann einen ersten Atemzug versuchen. Der Übergang zur Luftatmung, zum Leben auf dem trockenen Land, findet langsam und sachte statt.

Das Durchschneiden der Nabelschnur kann auch warten . . .

Das ist der bestmögliche Start ins Leben für ein Kind'', sagt Igor, ,,und je länger es seine Existenz im Wasser ohne Unterbrechung fortsetzen kann, desto besser. Um ein Wassertraining zu beginnen, ist es nie zu spät, aber schon eine Woche nach der Geburt ist eine Menge verloren.

> Die Geburt hat begonnen. Die Frau hat sich in den Tank begeben, sobald die ersten Wehen einsetzten.

74

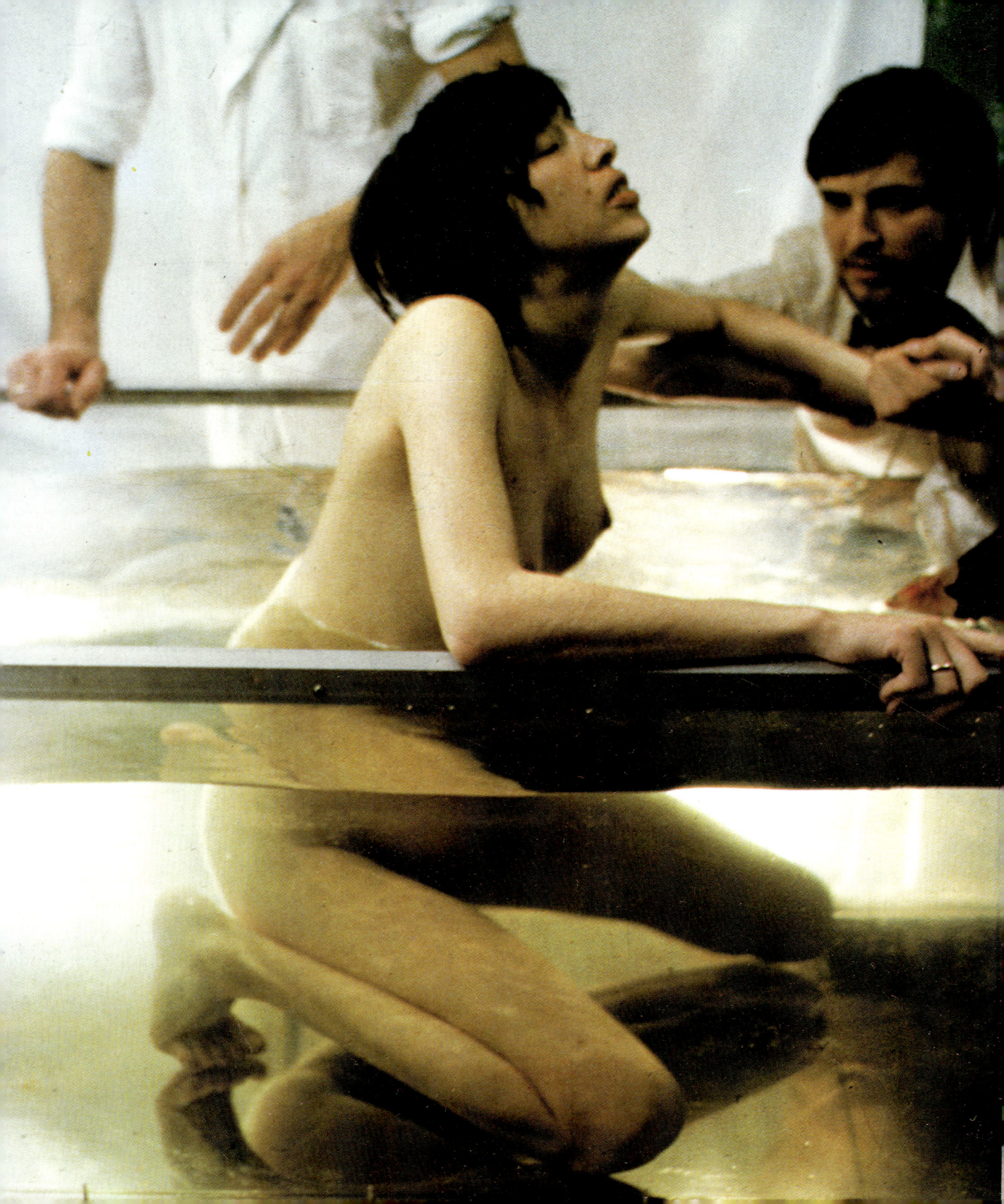

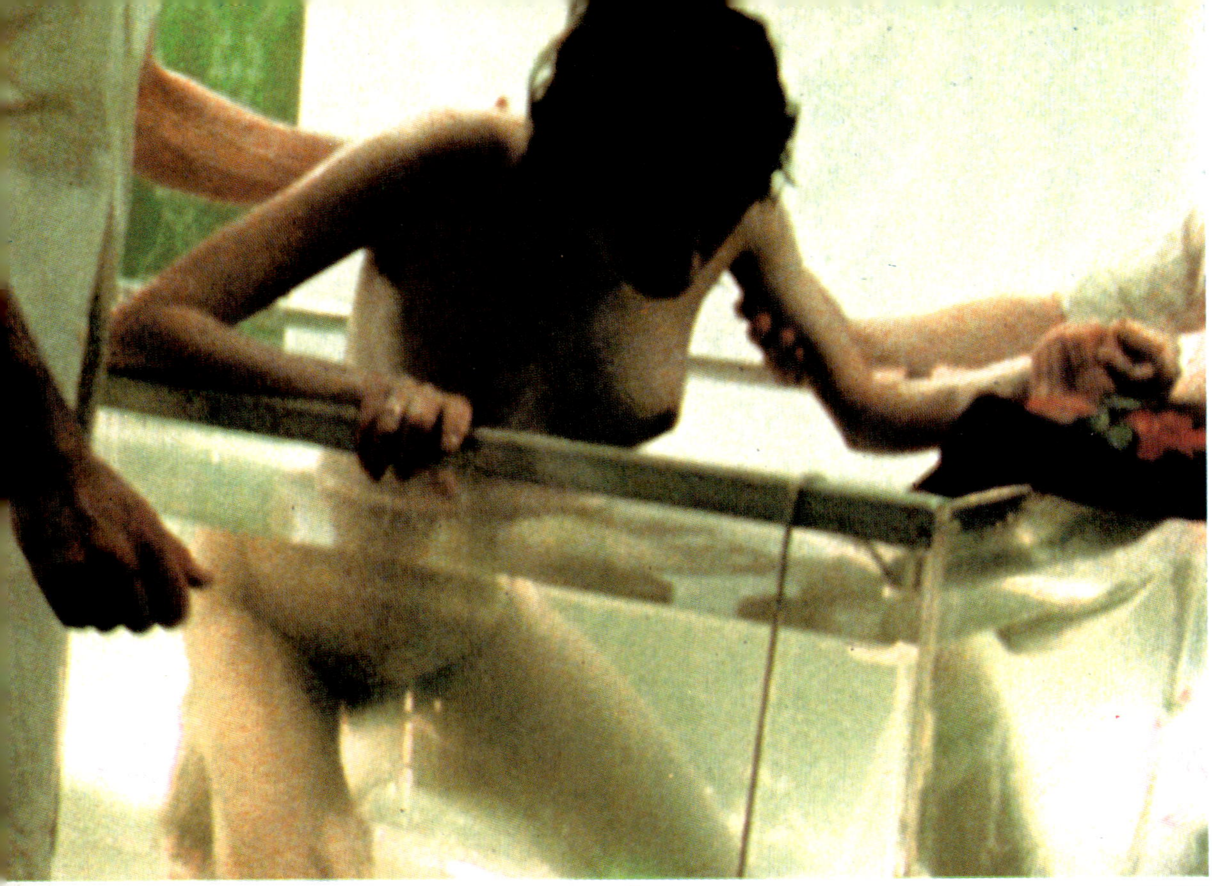

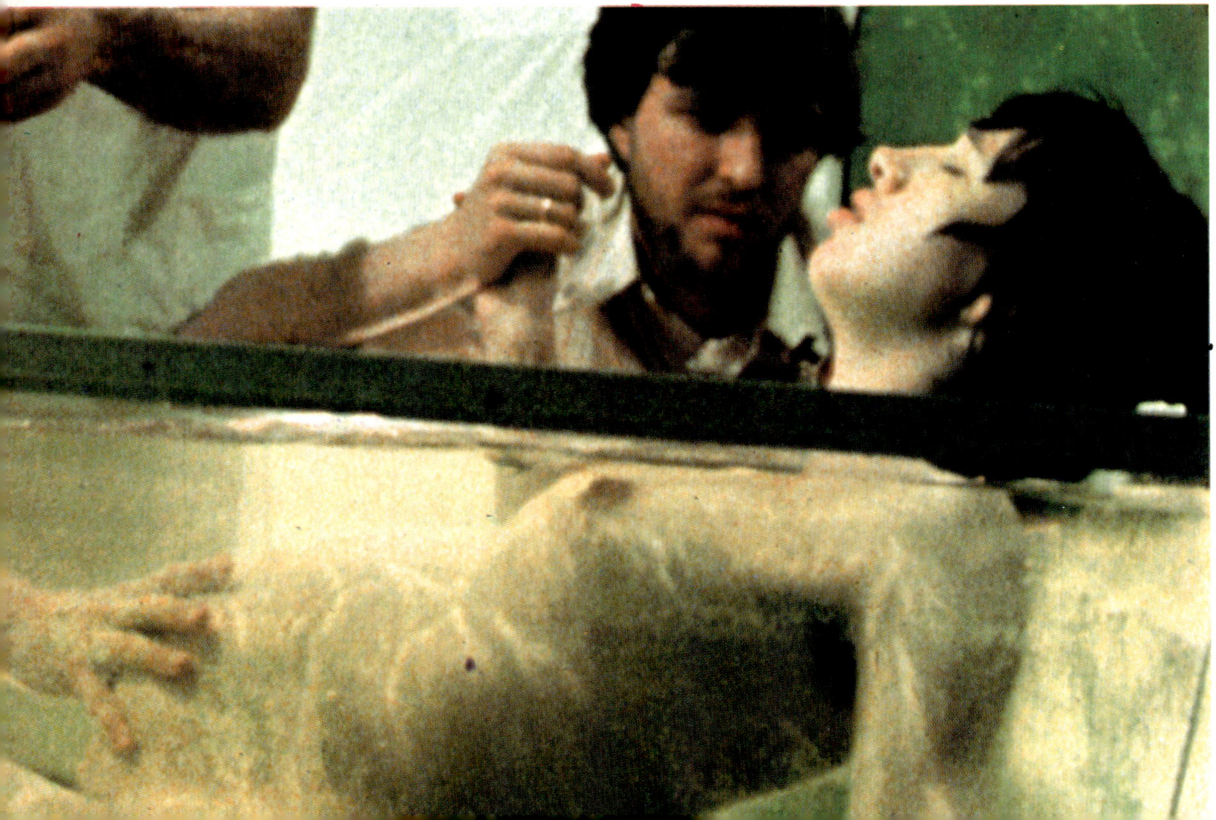

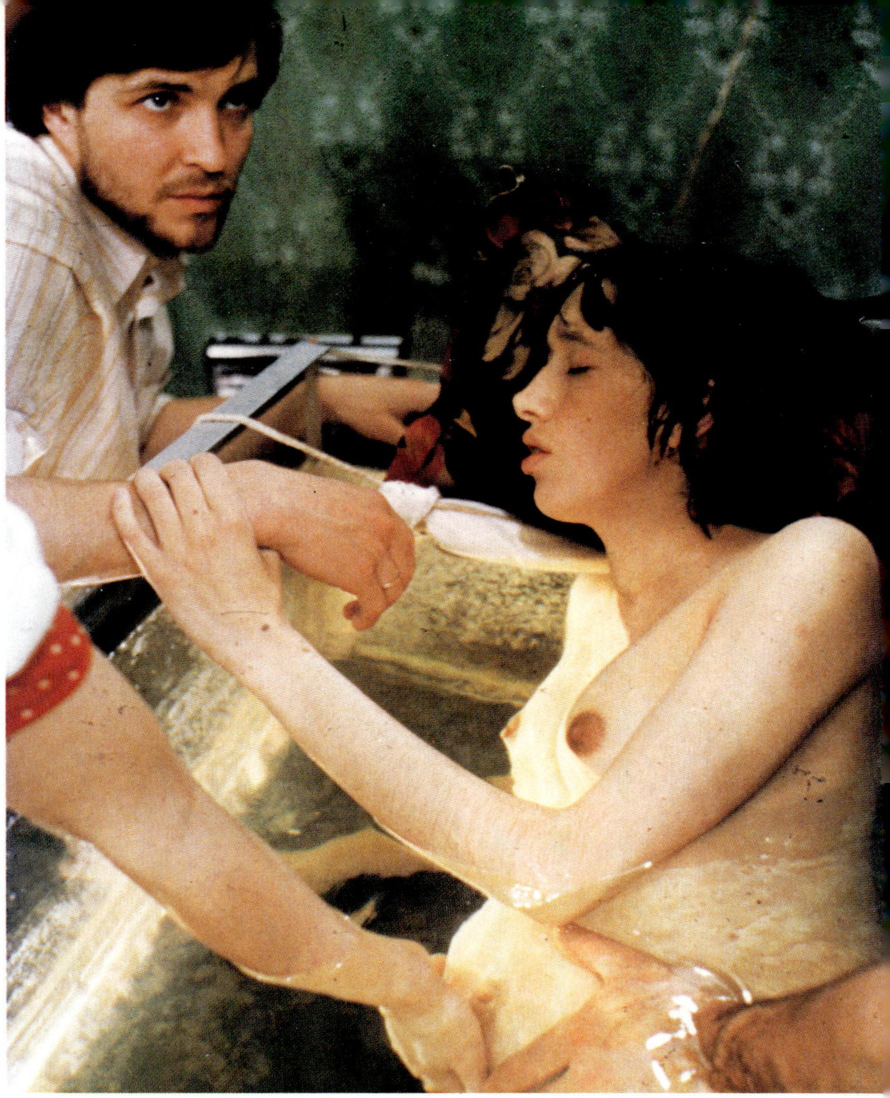

Hier sehen wir eine junge Familie, die ihr erstes Kind zur Welt bringt — unter Wasser. Es sind wunderbare Bilder von einem faszinierenden Vorgang, aber in gewisser Weise werden sie dem, was hier geschieht, nicht voll gerecht. Für den Photographen ist der Entbindungsraum von starken Lampen hell erleuchtet; viel von der intensiven und doch friedlichen Atmosphäre einer Unterwassergeburt ist dadurch verlorengegangen. Eine Unterwasser-Entbindung ist wirklich eine Gemeinschaftsarbeit. Die ungewöhnlich gut vorbereiteten Eltern wissen genau, was sie zu erwarten haben, und bekommen von Igor und seinen Assistenten intensive Anleitung. Das warme Wasser lindert die Schmerzen der Frau und ermöglicht es ihr, mühelos jede Stellung einzunehmen, die ihr im Moment angebracht erscheint: auf dem Rücken, auf der Seite oder kniend. Ihr Mann ist ständig an ihrer Seite, gibt ihr Widerstand bei ziehenden Bewegungen oder hält in schwierigen Momenten einfach ihre Hand.

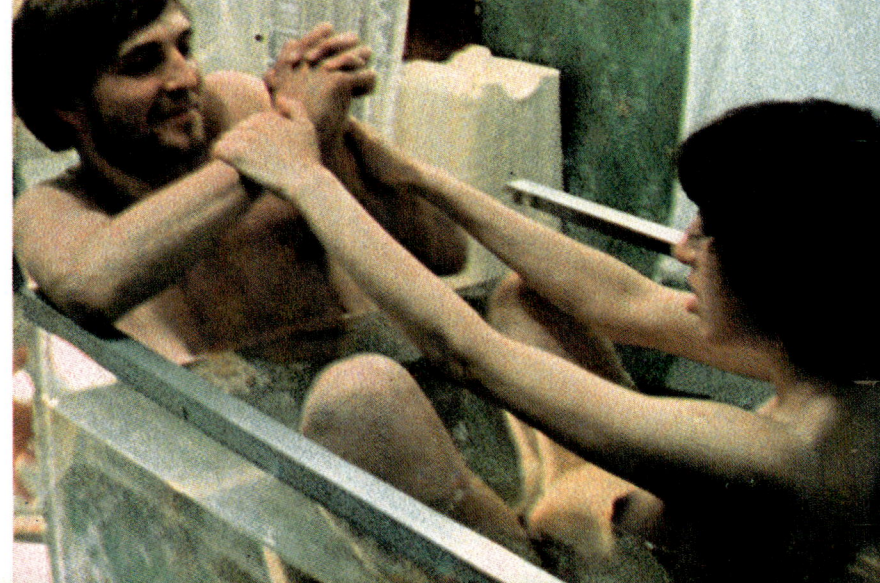

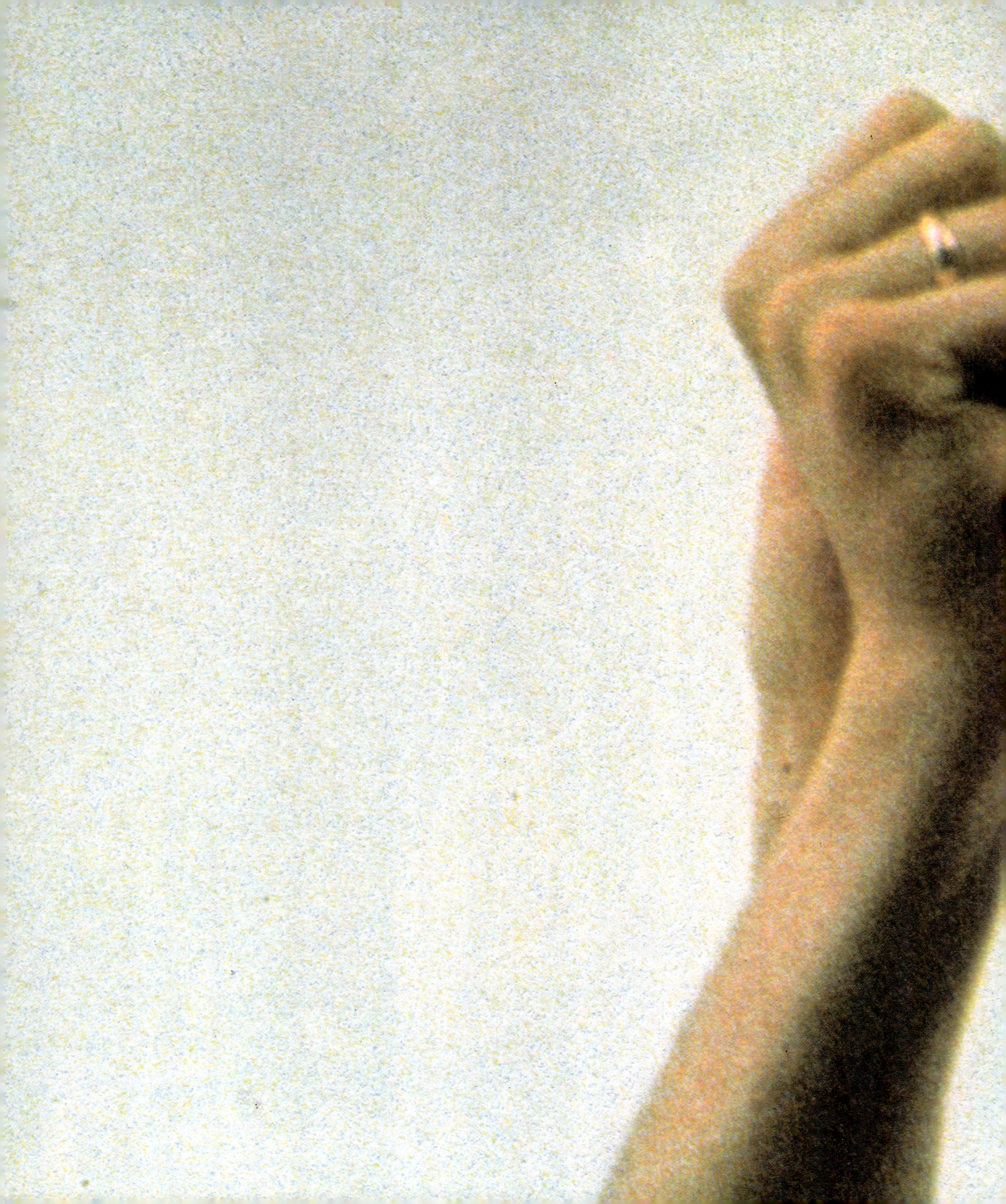

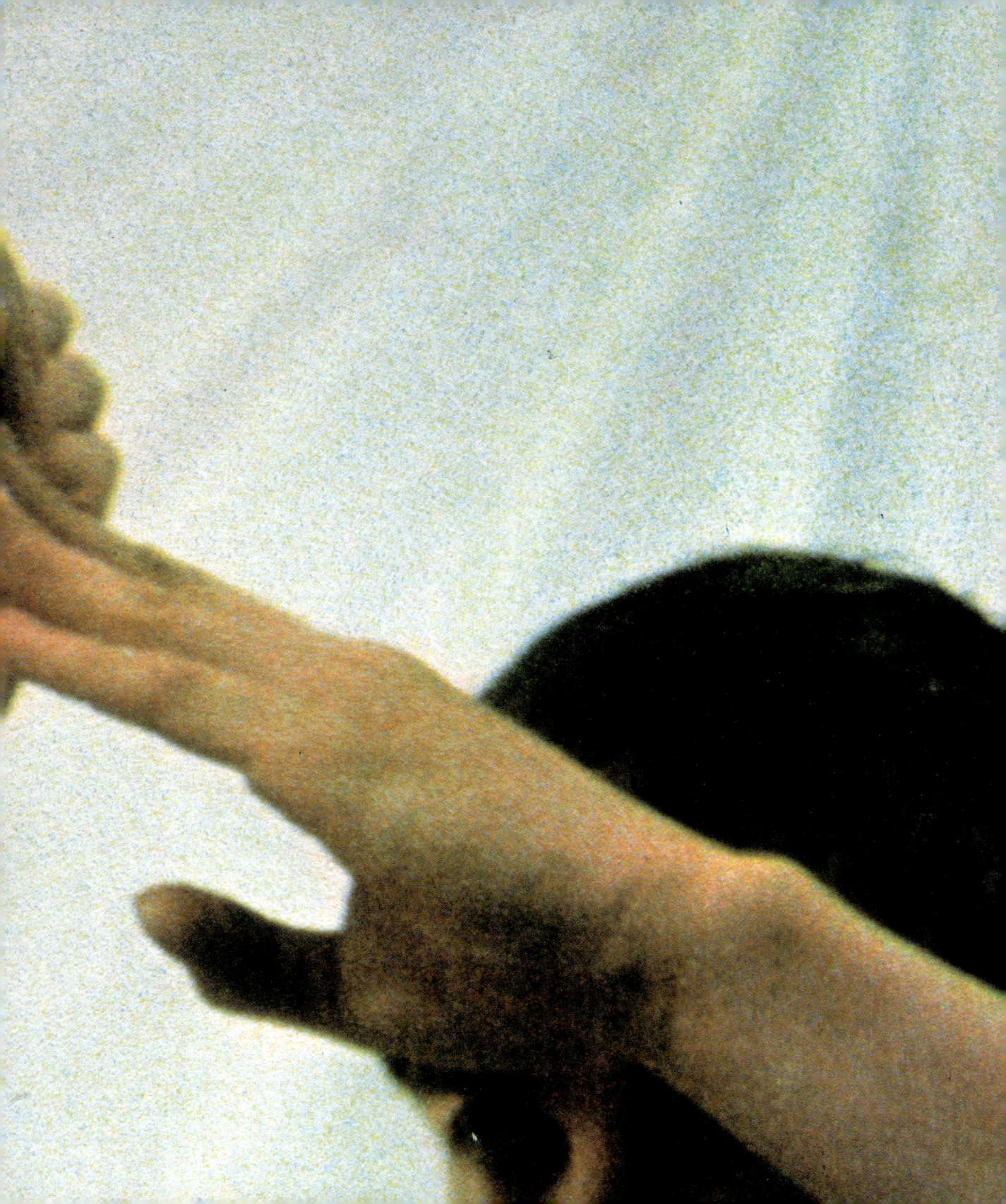

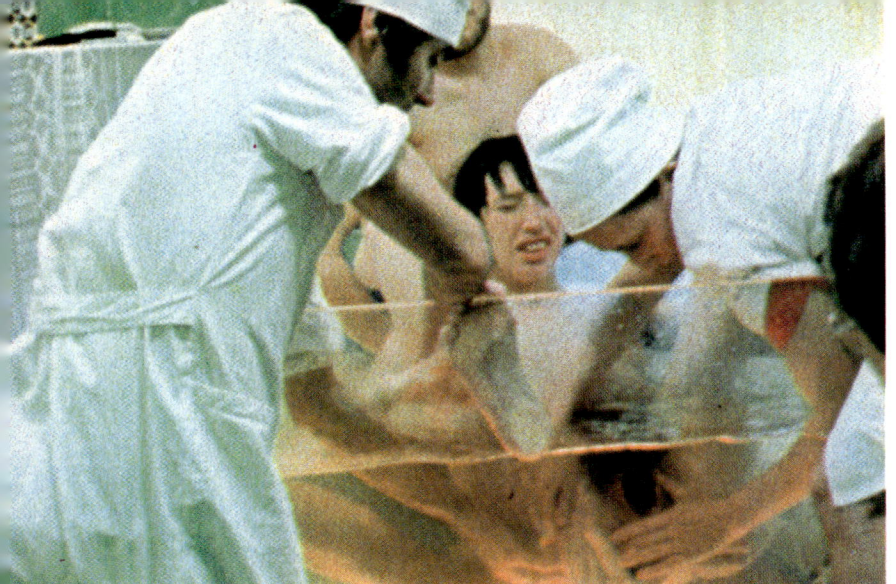

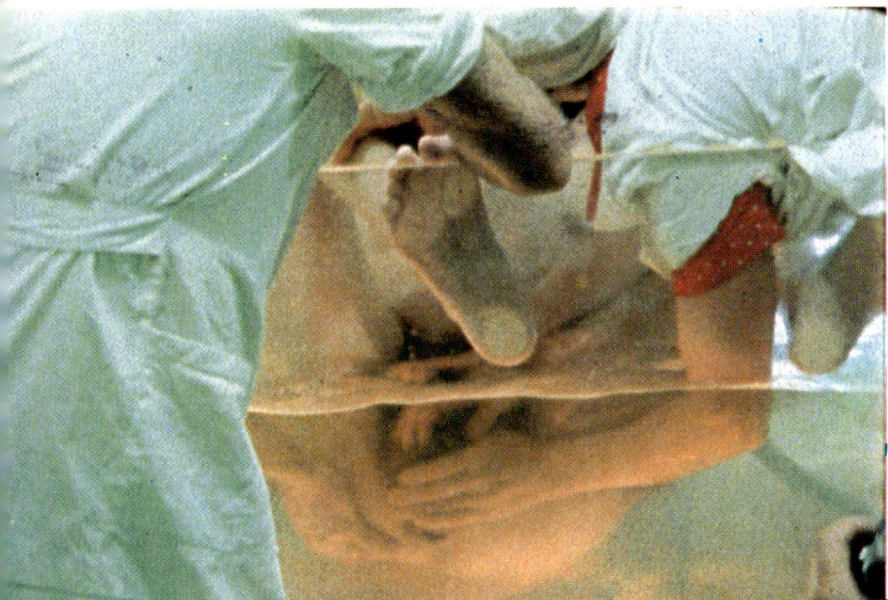

*Dann kommt die letzte Phase —
die eigentliche Geburt. Der Kopf
des Kindes kommt aus der Öffnung heraus. Die Hebamme hilft
vorsichtig, so daß das Kind bei der
nächsten Preßwehe herausrutscht.
Das Baby kommt nun in Kontakt
mit der äußeren Welt, aber es ist
noch eine vertraute Welt — die
schwerelose Welt des Wassers. Das
Kind wird gut versorgt, zunächst
unter der Wasseroberfläche. Nach
kurzer Zeit hebt die Mutter es
ohne Eile sanft und vorsichtig hoch
und läßt es mit der Luft und der
Schwerkraft in Kontakt kommen.*

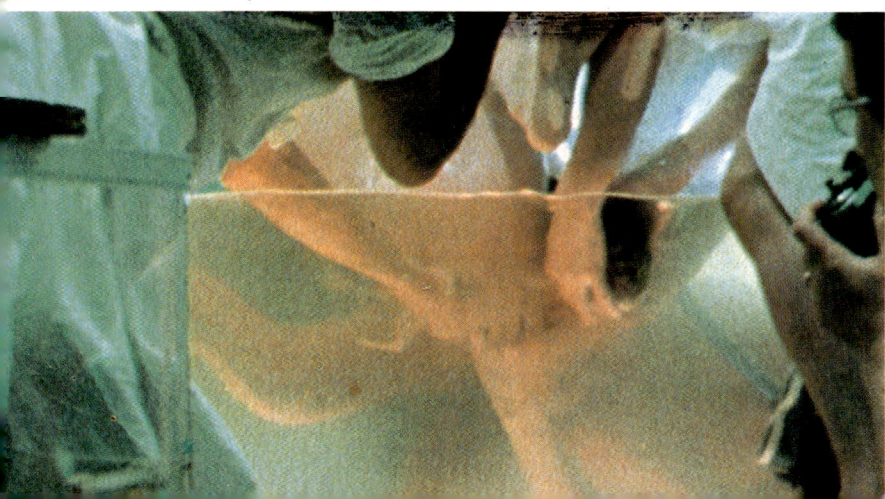

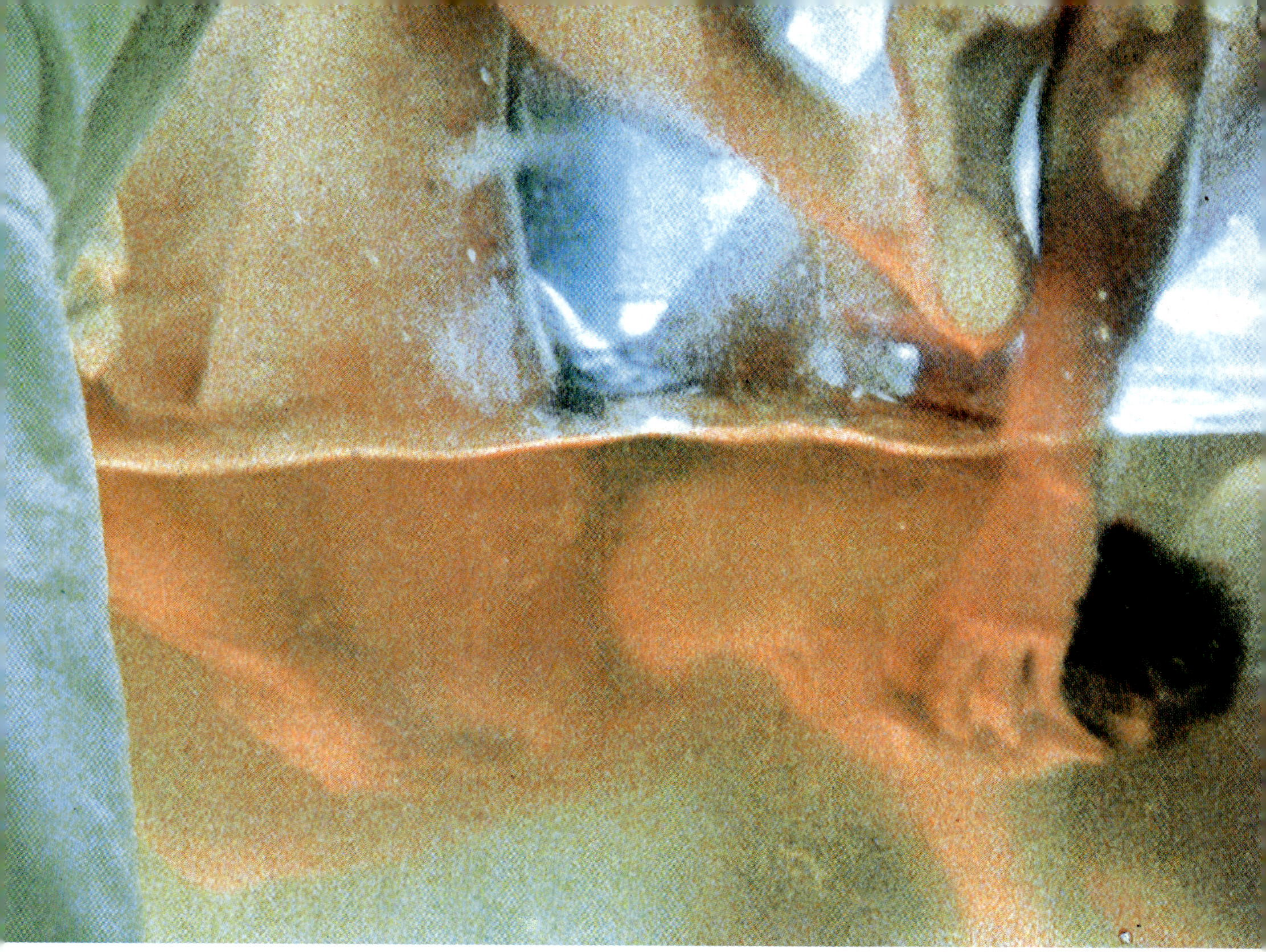

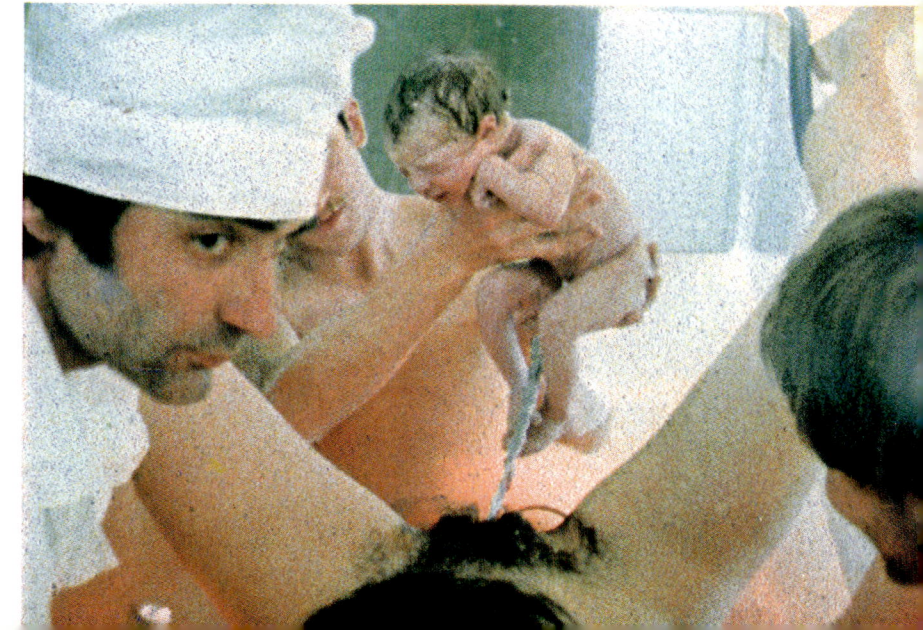

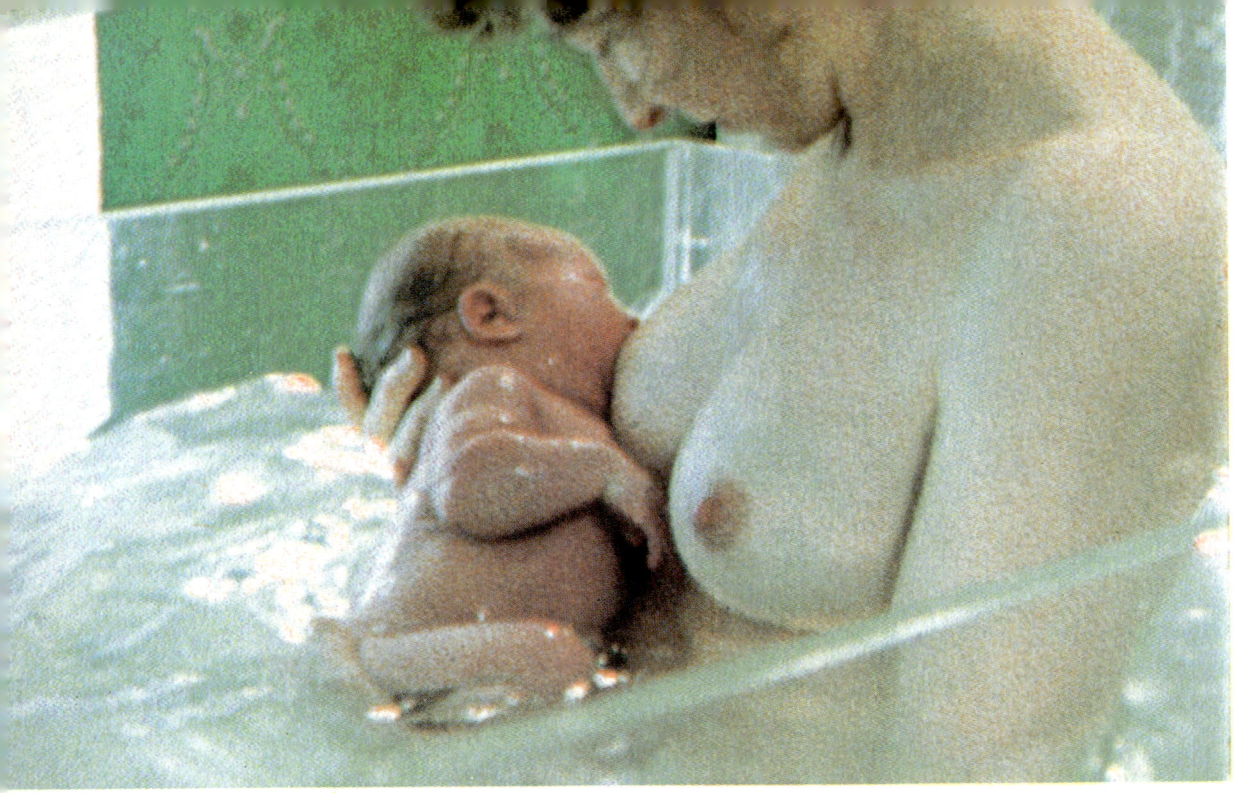

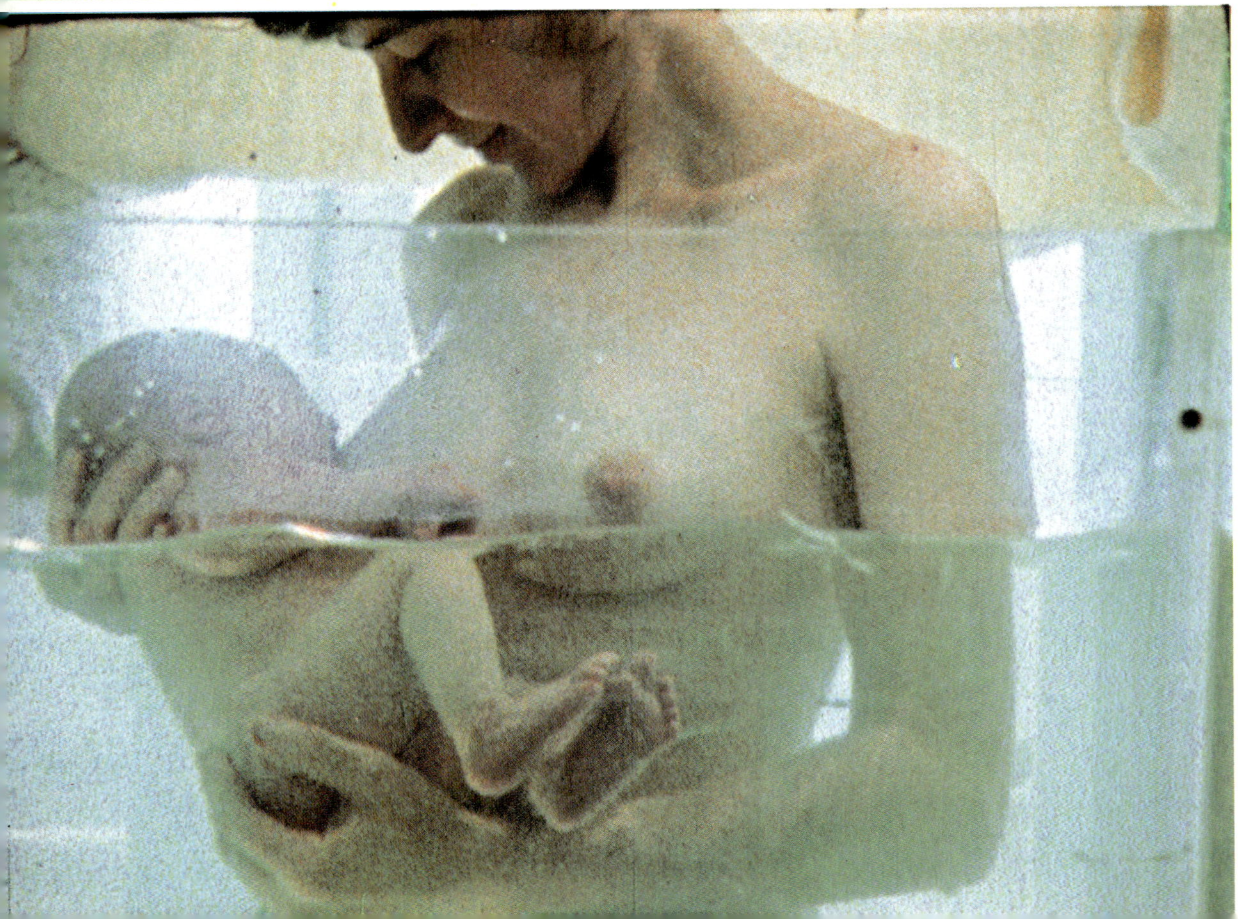

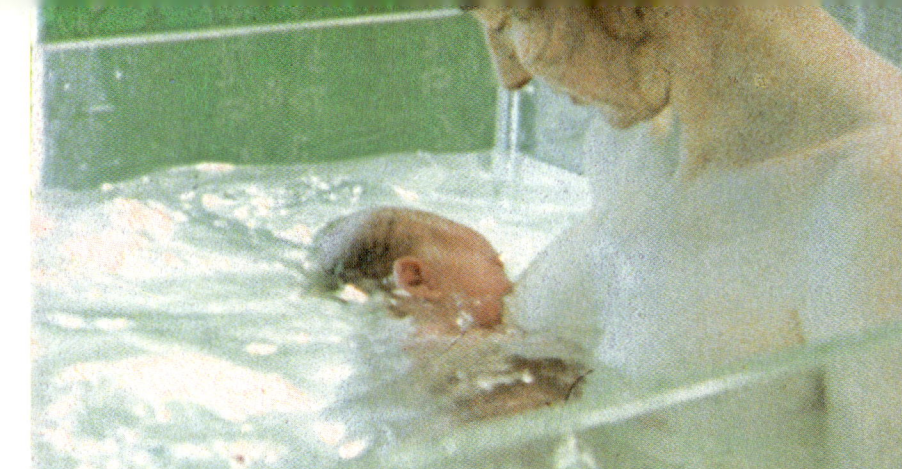

Es sieht vielleicht gefährlich aus, aber beim Stillen unter Wasser hat das Kind mehr Freude an der Nahrung und mehr Körperkontakt. Natürlich muß die Mutter das Baby von Zeit zu Zeit aus dem Wasser heben, damit es Luft bekommt. Unter erfahrener Anleitung kommt sie rasch in einen ruhigen Rhythmus hinein, der den Bedürfnissen des Kindes entspricht.

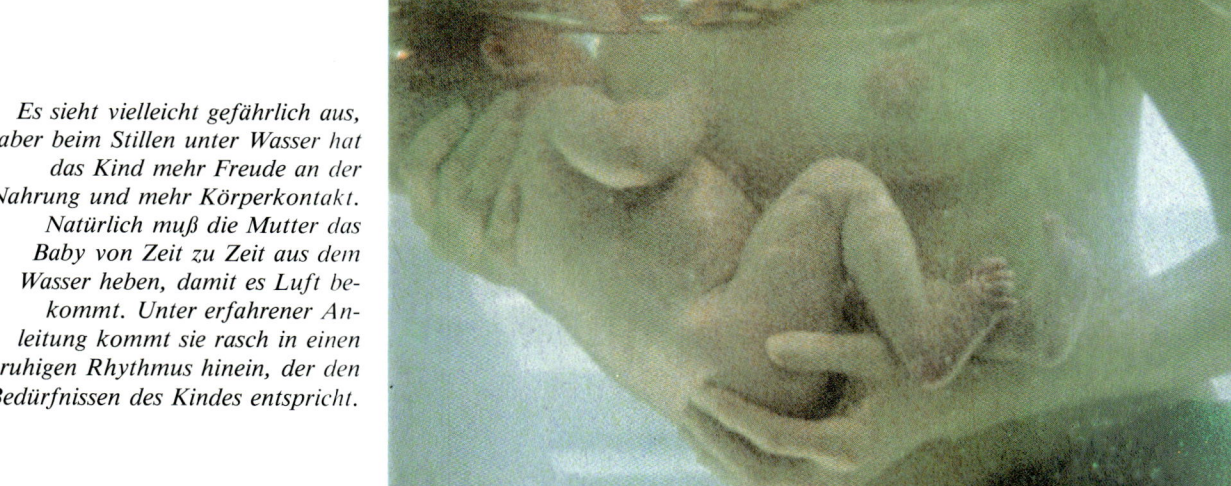

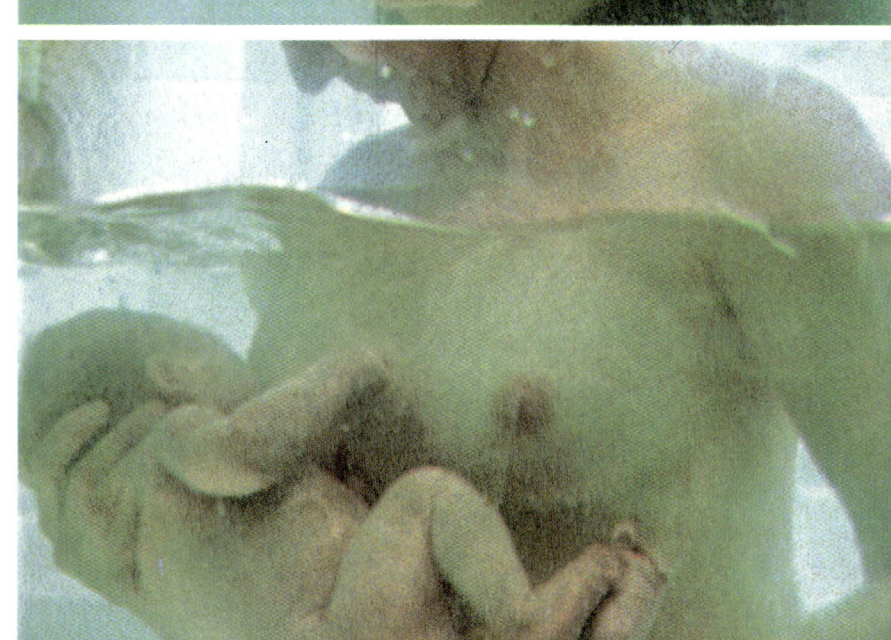

8 . . . Erfahrungen sprechen

für sich . . .

So vieles kann über Unterwassergeburt und Wassertraining gesagt und geschrieben werden — theoretisch. Wie ist es jedoch für die gewesen, die es persönlich erlebt haben?

Es gibt eine ganze Menge Leute, die über solche Erfahrungen sprechen können. Wir haben drei Elternpaare ausgewählt, die ihre Erfahrungen beschreiben.

Dies soll nicht als Anleitung zum Selbermachen verstanden werden. Man kann auf diesem Gebiet nicht nach einer Formel arbeiten. Dieser Punkt kann gar nicht genug betont werden. Man muß die individuellen Reaktionen erspüren. Individuelle Erfahrungen können nie als allgemeingültig betrachtet werden.

Man kann jedoch sicherlich Ähnlichkeiten sehen und spüren.

. . .

Dialog 1

— *Hat Ihre Frau unter Wasser entbunden, oder haben Sie mit dem Wassertraining angefangen?*

— Nein, sie hatte eine normale Entbindung. Wir wußten nicht einmal von der Möglichkeit einer Unterwassergeburt. Wir hatten nur gehört, daß Dr. Tjarkovskij Wassertraining mit Neugeborenen macht, und das hörte sich für uns phantastisch an.

— *Wie haben Sie mit diesem Training angefangen?*

— Wir luden Dr. Tjarkovskij zu uns nach Hause ein, als unsere Tochter zehn Wochen alt war. Ich erinnere mich, daß er eine außerordentlich schwere Aktentasche voller Photos, Zeitungsausschnitte und anderer Papiere mitbrachte. Wir hatten uns eigentlich nur vorgestellt, ein bißchen mit ihm zu plaudern, eine Idee zu kriegen, worum es bei der ganzen Sache ging, wie man damit anfing und so weiter.

Tja, zuerst plauderten wir ein wenig und schauten die Photos an, aber dann sagte Dr. Tjarkovskij, er könne uns gleich hier, auf der Stelle, ein praktisches Beispiel geben. Das hatten wir nicht erwartet, aber nun konnten wir nicht mehr zurück . . .

— *Sagen Sie, was machte er dann?*

— Naja, man könnte sagen, er begann mit Gymnastik. Er packte unsere Tochter am Bein und fing an, sie herumzuschwingen. Wir fanden das ungewöhnlich, gelinde gesagt, aber interessanterweise schien sie diese Behandlung ganz offensichtlich zu genießen.

Ich verstand damals zum ersten Mal, daß unsere Ideen darüber, was sich gut oder nicht gut anfühlt, auf Kinder nicht ohne weiteres zutreffen. Diese Einsicht half uns später unsere unbehaglichen Gefühle zu überwinden, als wir selber mit dem Wassertraining unserer Tochter anfingen.

Dr. Tjarkovskij bat uns dann, die Badewanne mit Wasser zu füllen. Wir füllten sie mit 37° C warmem Wasser, aber er sagte, das sei zu warm. Wir ließen kaltes Wasser dazulaufen, bis die Temperatur auf etwa 30° C herunter war.

86

Als wir unsere Tochter ins Wasser legten, fing sie an zu schreien — sie hatte es nie gemocht, gewaschen zu werden. Aber Dr. Tjarkovskij begann, mit ihr zu spielen, und sie hörte bald auf.

Er sagte, bevor man ein Kind unter Wasser taucht, muß man einige Schlüsselworte sagen, und das Kind lernt allmählich, diese Worte mit dem Untertauchen in Verbindung zu bringen. Das hilft ihm dabei, den Atem anhalten zu lernen. Die Schlüsselworte können sein „eins-zwei-*drei*" oder „oh-hey-oh-*ho*" oder einfach „und-*jetzt*". Man muß sie lauter und deutlicher sagen als irgend etwas anderes, was man sagt, während das Kind im Wasser ist.

Es ist auch wichtig, genau aufzupassen, wann das Kind einatmet. Man sollte es sofort danach untertauchen, dann atmet es unter Wasser aus und schluckt nicht so leicht Wasser. Allmählich, sagte er, nimmt das Kind einen Atemrhythmus an.

Naja, nachdem er uns das alles erklärt hatte, nahm er unsere Tochter unter den Armen und tauchte sie unter Wasser.

— *Wie reagierte sie, und wie reagierten Sie selbst?*

— Als sie wieder heraufkam, fing sie an zu schreien, aber eigentlich nicht sehr. Dr. Tjarkovskij ließ sie nicht lange weiterschreien, sondern tauchte sie wieder unter.

Er erklärte uns hinterher, daß das Baby beim Ausatmen schreit und daß es wieder untergetaucht werden soll, *bevor* es von neuem anfängt zu schreien. Es erschreckt sich an seinem eigenen Schrei und wird dadurch übererregt.

Unsere eigene Reaktion, ja, wir müssen gestehen, die war sehr negativ. Ich kriegte eine Art Krampf am ganzen Körper, und meine Frau war kreidebleich. Dr. Tjarkovskij sagte, wenn er nicht da gewesen wäre, um unsere Reaktionen auszugleichen, dann hätten sie für unsere Tochter außerordentlich gefährlich sein können.

— *Was geschah dann?*

— Soweit ich mich erinnere, tauchte Dr. Tjarkovskij unsere Tochter noch fünf oder sechs Mal unter Wasser. Dann nahm er sie aus der Wanne. Wir wollten sie gleich hinterher warm einpacken, aber er sagte, das sollten wir nicht.

Er bat uns, sie auf das Bett zu legen, ohne sie auch nur abzutrocknen, und ein dünnes Baumwolltuch über sie zu legen. Wir mußten sie auf den Bauch legen, das sei absolut notwendig, sagte er. Das Baby darf nach dem Wassertraining nicht auf dem Rücken liegen, es kann sonst Wasser aushusten und daran ersticken. Ziemlich bald schlief sie ein.

— *Sie sagten, Ihre erste Reaktion war negativ. Wie haben Sie diese negativen Gefühle überwunden?*

— Das geschah tatsächlich noch am selben Abend, nachdem Dr. Tjarkovskij gegangen war . . . Als wir allein waren, saßen wir am Bett unserer Tochter.

Wir waren schrecklich aufgeregt und saßen einfach da und starrten sie an und waren sicher, daß wir jeden Moment irgendeinen schrecklichen Schaden bemerken würden, den sie durch das, was sie durchgemacht hatte, davongetragen haben mußte.

Aber sie schlief so friedlich weiter wie irgendwas. Ich habe nie jemanden so friedlich schlafen sehen. Babys sind immer so süß und rührend, wenn sie schlafen, und es war nicht das erste Mal, daß wir so etwas gesehen hatten (wir haben noch eine ältere Tochter). Aber an diesem Abend war da etwas ganz Besonderes an ihr, das uns glauben ließ, daß sie etwas erlebt hatte, was wir nie erleben oder uns auch nur vorstellen könnten.

,,Ist sie nicht wie ein Engel'', sagte meine Frau, und es war wirklich so. Man kann das unmöglich beschreiben. Vielleicht hätte einer der großen Renaissancemaler ihren Ausdruck festhalten können.

Dann, innerhalb eines Augenblicks, verschwand all unsere Angst. Wir saßen einfach da und bewunderten sie. Es war für uns beide ein unvergeßliches Erlebnis.

Nach ungefähr zwei Stunden wachte sie auf, und meine Frau gab ihr die Brust. Dann schlief sie wieder, wie gewöhnlich, bis zum Morgen durch.

Dialog 2

— *Wie alt war ihr Sohn, als Sie mit ihm das Wassertraining anfingen?*

— Er war drei Wochen alt.

— *Hat Dr. Tjarkovskij Ihnen gesagt, dies sei ein gutes Alter, um damit anzufangen?*

— Ja, er sagte, das sei ganz gut. So viel ich weiß, ist es besser, je früher man anfängt.

— *Zuerst haben Sie unter seiner Anleitung gearbeitet, wenn ich Sie richtig verstanden habe. Wann haben Sie angefangen, Ihren Sohn allein zu trainieren?*

— Wir hatten natürlich noch nie etwas in der Art gemacht, wir hatten Neugeborene im Wasser nur im Film gesehen; deshalb riet uns Dr. Tjarkovskij, sehr vorsichtig zu sein. Am Anfang war das Wichtigste, keine Angst zu haben, wenn wir unseren Sohn im Wasser sahen. Deshalb sollte ich damit anfangen, einfach in der Badewanne mit ihm zu spielen — Untertauchen war nicht erlaubt. Manchmal ging ich sogar selber mit ihm in die Badewanne und stillte ihn dort. Wasser verband sich so für ihn mit dem Vergnügen, Essen zu bekommen.

Als ich das Gefühl hatte, daß wir beide bereit waren, fing ich an, Tauchübungen mit ihm zu machen — ganz, ganz einfache am Anfang. Ich drückte zum Beispiel sein Gesicht an meine Brust, damit er kein Wasser aufnehmen konnte, und ließ ihn mit mir zusammen unter die Wasseroberfläche rutschen. Nach einiger Zeit fingen wir mit den Übungen an, die Dr. Tjarkovskij uns gezeigt hatte.

— *Machte Ihrem Sohn das alles Spaß?*

— Nein, am Anfang nicht. Aber nach einer Weile gewöhnte er sich daran, außerdem hatte er so viele andere Dinge zu tun! Er hatte nichts mehr gegen das Wassertraining, weil er Angst oder Ekel davor hatte, sondern weil es ihn vom Spielen abhielt. Ich versuchte deshalb, es so einzurichten, daß er unter Wasser sein und gleichzeitig spielen konnte. Ich legte nichtschwimmendes Spielzeug auf den Wannenboden, so daß er untertauchen mußte, um es zu bekommen. Ich verstreute auch Preiselbeeren, und er schwamm unter Wasser, bis er sie alle aufgelesen hatte.

— *Trafen Sie Dr. Tjarkovskij wieder?*

— Ja. Ungefähr nach einem Monat gingen wir wieder zu ihm. Ich zeigte ihm, was ich mit meinem Sohn machte, und er sagte, daß ich allein weitermachen konnte. Er „prüfte'' auch meinen Mann.

Kommentar: Es ist sehr wichtig, daß Eltern, die mit ihrem Kind Wassertraining machen wollen, zuerst mit einem Experten darüber sprechen, vorzugsweise mit einem Sensitiven. Allmählich werden vielleicht normale Eltern, die über viel Erfahrung mit dem Wassertraining verfügen, andere Eltern „prüfen'' können.

Diese Prüfung zu „bestehen'' heißt jedoch nicht, daß die Eltern dann mit den Babys anderer Eltern das Wassertraining machen können. Zwischen Eltern und Kindern besteht gewöhnlich ein starker telepathischer Kontakt, weshalb Eltern in kritischen Situationen oft spüren, was das Richtige für ihr Kind ist. Mit den Kindern anderer Eltern besteht dieser Kontakt nicht, deshalb kann es zum Beispiel sein, daß ein ungeübter Trainer nicht bemerkt, wenn ein Kind zu müde ist, um noch weiter zu trainieren.

Es besteht jedoch die Hoffnung, daß es in Zukunft immer mehr Menschen geben wird, die genügend qualifiziert sind, um mit anderen Kindern zu arbeiten.

— *Haben Sie für das Training irgendwelche Dinge oder Ausrüstungsgegenstände benutzt?*

— Ein paar ganz einfache Sachen. Dr. Tjarkovskij hat die meisten davon selbst gemacht, aber ich weiß, daß heute die meisten Leute ihre Ausrüstung für das Wassertraining selbst erfinden.

Wir hatten unter anderem eine spezielle Babyflasche mit einem gebogenen Sauger, an der unser Sohn unter Wasser saugen konnte. Diese Flasche ließ sich auch am Schwimmbecken befestigen, so daß das Baby danach tauchen mußte. Wir hatten eine besondere Leiter für das Schwimmbecken, sogar Krabbelkinder konnten damit aus dem Wasser klettern.

Obwohl das alles ganz einfache Dinge sind, ist das Problem dabei, daß man sie fast immer selber bauen muß. Es gibt keine Hersteller für solches Zubehör.

— *Würden Sie sagen, daß Ihr Sohn anders ist als andere Kinder? Und wenn, in welcher Hinsicht?*

— Oh, unbedingt. Sowohl körperlich wie seelisch. In seinem ersten Jahr ging ich regelmäßig mit ihm zu den Untersuchungen in der Kinderklinik, wo ich ihn mit anderen Kindern in seinem Alter vergleichen konnte. Ich weiß natürlich, daß jede Mutter ihr Kind für das beste auf der Welt hält, aber mein Sohn schien wirklich in vieler Hinsicht weiter zu sein als andere Kinder, sogar ältere.

Erstens war er unglaublich aktiv, oder vielmehr, die anderen Kinder erschienen mir unglaublich passiv. Als mein Sohn gerade einen Monat alt war, konnte er den Kopf stillhalten. Mit drei Monaten konnte er sitzen, mit sieben Monaten laufen. Er verlor sehr bald das Interesse an einfachen Spielsachen, wie Klappern, und fing statt dessen an, in Büchern zu blättern, er saß stundenlang da und schaute die Bilder an.

Ich kann mit absoluter Sicherheit behaupten, daß das Wassertraining ihm sehr gut getan hat.

— *Wie alt ist er jetzt?*

— Er ist gerade fünf geworden.

— *Gehen Sie immer noch zum Schwimmen mit ihm?*

— Ja, natürlich. Das Hin- und Herfahren zum Hallenbad nimmt viel Zeit und Energie in Anspruch, aber ich finde, es wäre wirklich dumm, jetzt damit aufzuhören.

Dialog 3

— *Hatten Sie Angst davor, unter Wasser zu entbinden?*

— Ich hatte überhaupt Angst vor der Entbindung! Im Wasser zu entbinden erschien mir weniger schrecklich als die übliche Art. Außerdem hatte ich großes Vertrauen in Dr. Tjarkovskij und die Sensitiven, die ihm assistierten.

— *Benutzten Sie ein Wasserbecken?*

— Ja.

— *Wann gingen Sie da hinein?*

— Sobald die Wehen anfingen . . .

— *. . . und Sie blieben die ganze Zeit darin?*

— Nein, ab und zu kam ich heraus.

— *Was geschah, als Sie das erste Mal ins Wasser stiegen?*

— Der Schmerz wurde schwächer, und es gab längere Intervalle zwischen den Wehen. Ich hatte viel weniger Angst — eigentlich fühlte ich mich fast high, irgendwie. Ich glaube, ich habe gesungen . . .

Später, als die Wehen wieder stärker wurden, wollte ich ins Wasser zurück. Wir hatten allerdings eine richtige Hebamme dabei. Sie versprach zu helfen, obwohl sie nichts von Unterwassergeburten hielt, und sie sagte, es gefiele ihr nicht, wenn ich so viel Zeit im Wasser verbringe. Sie sagte, wenn das Wasser den Schmerz lindert und die Intervalle zwischen den Wehen verlängert, dann heißt das auch, daß die Geburt länger dauert. Sie war nicht sicher, ob ich es aushalten würde, wenn die Entbindung die ganze Nacht dauerte.

Aber Dr. Tjarkovskij ließ mich im Wasser bleiben, solange ich wollte. Vermutlich habe ich auf diese Weise eine Menge Kraft gespart, die ich später gut gebrauchen konnte, als die Preßwehen kamen.

— *Sie glauben also, allgemein gesagt, daß es gut war, so viel Zeit im Wasser zu sein?*

— Ich glaube, die ganze erste Phase der Entbindung war bedeutend weniger schmerzhaft und ermüdend. Ich konnte meinen Energieverbrauch gleichmäßiger verteilen, ich erschöpfte mich nicht.

— *Haben Sie versucht, im Wasser zu schlafen?*

— Ja, aber das Wasser war ziemlich warm, und dabei konnte ich schlecht atmen. Wir hatten auch nicht daran gedacht, etwas mitzubringen, an dem ich mich im Wasser anlehnen konnte.

— *Wie lange dauerte die letzte Phase der Geburt?*

— Etwas über eine halbe Stunde.

— *Hatten Sie keine Angst, daß das Baby eine Infektion bekommen würde?*

— Soweit ich verstanden habe, sorgten die Sensitiven dafür, daß das nicht geschah.

— *Was war, als das Baby herauskam?*

— Mein Mann schnitt die Nabelschnur durch.

— *Warum machte er das?*

— Die Sensitiven glauben, wenn der Vater das im Wasser tut, dann schafft er eine wirkliche Verbindung zwischen sich und dem Kind. Ich glaube, in bestimmten Religionen ist das sogar ein Ritus, der dazugehört.

— *Was geschah dann?*

— Ich glaube, wir tranken alle Champagner. Außer dem Baby natürlich.

Eine Wassergeburt hat begonnen. Im Wasser zu sein und eine sanft streichelnde Hand gibt der Frau eine fast meditative Ruhe.

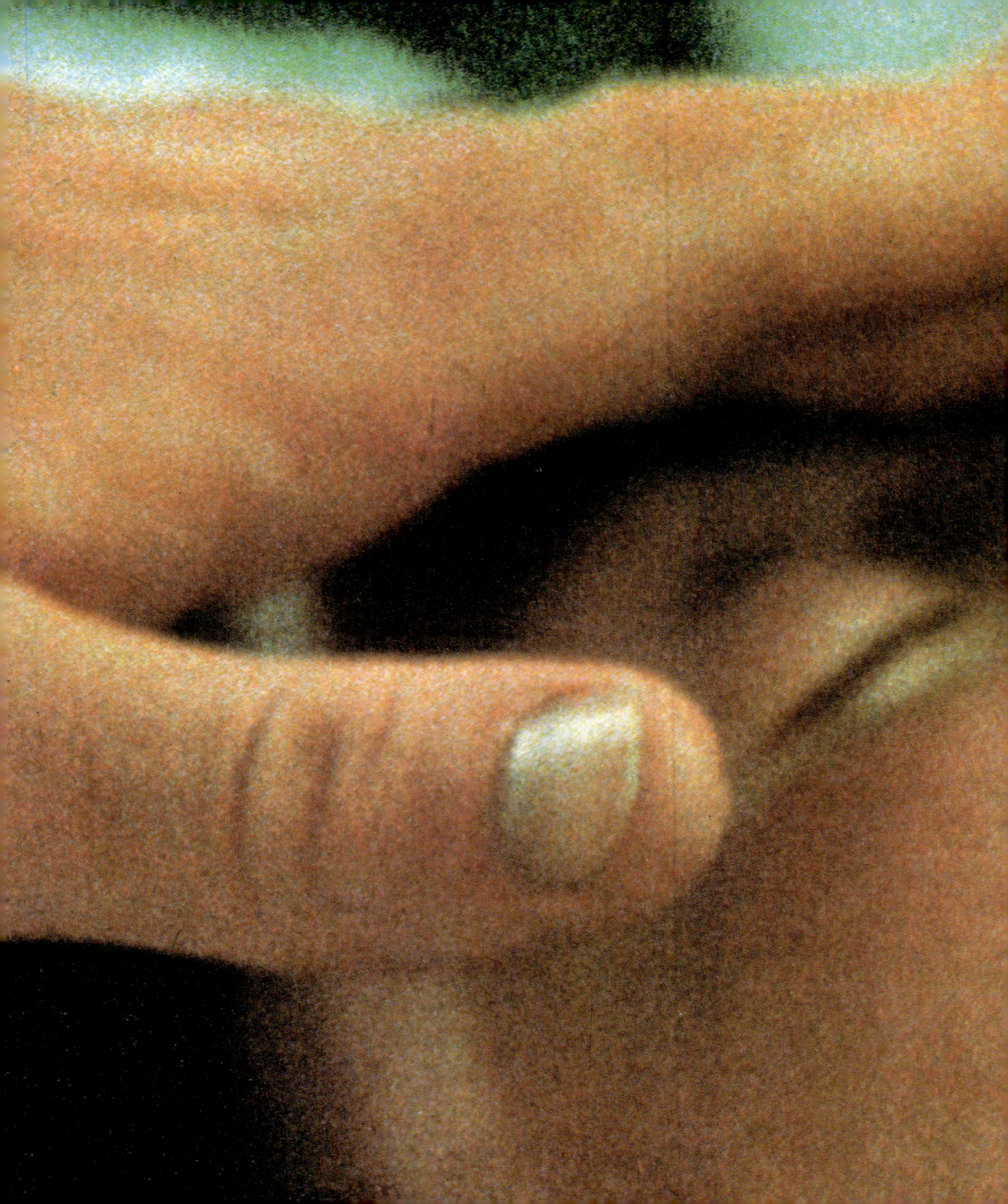

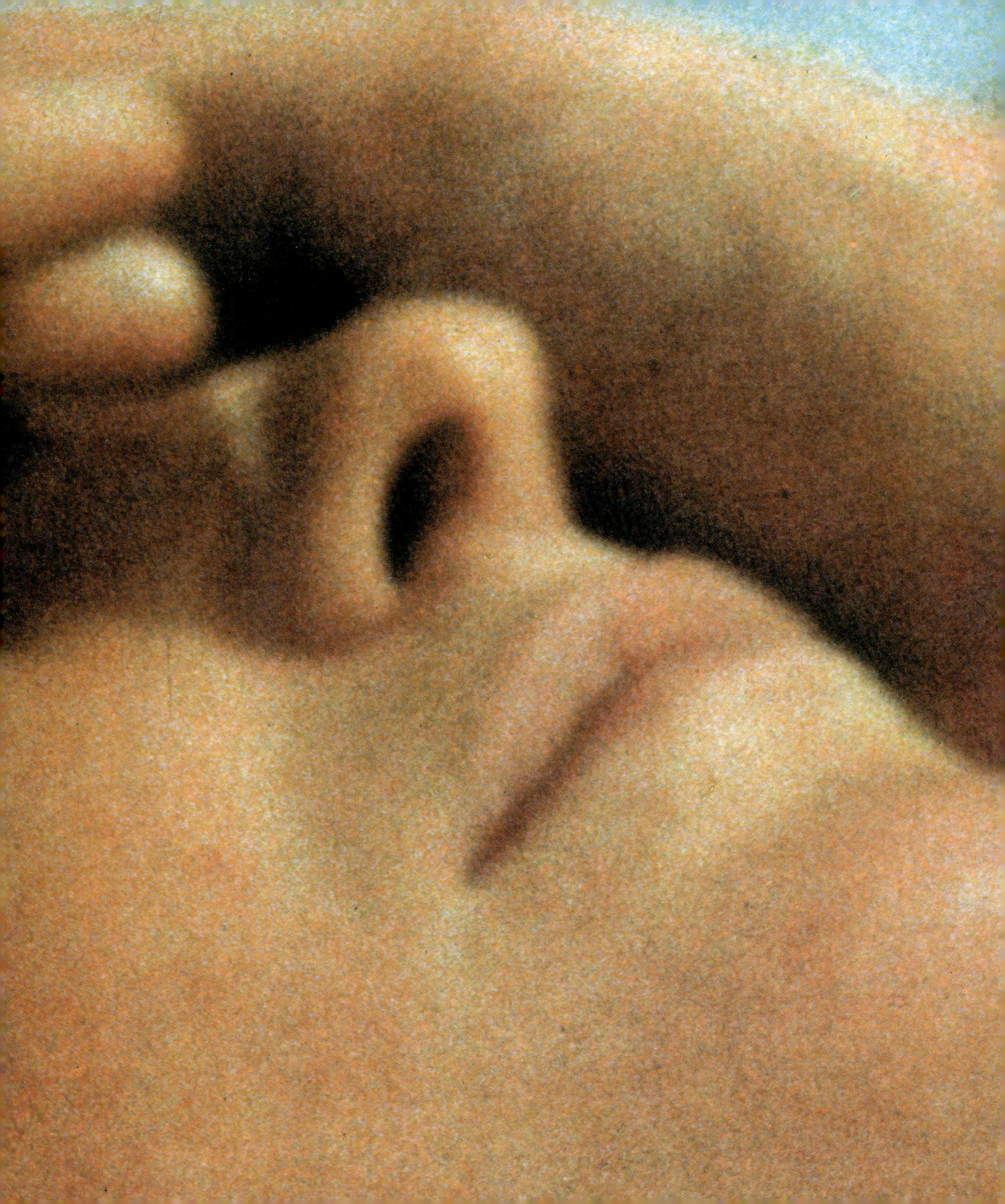

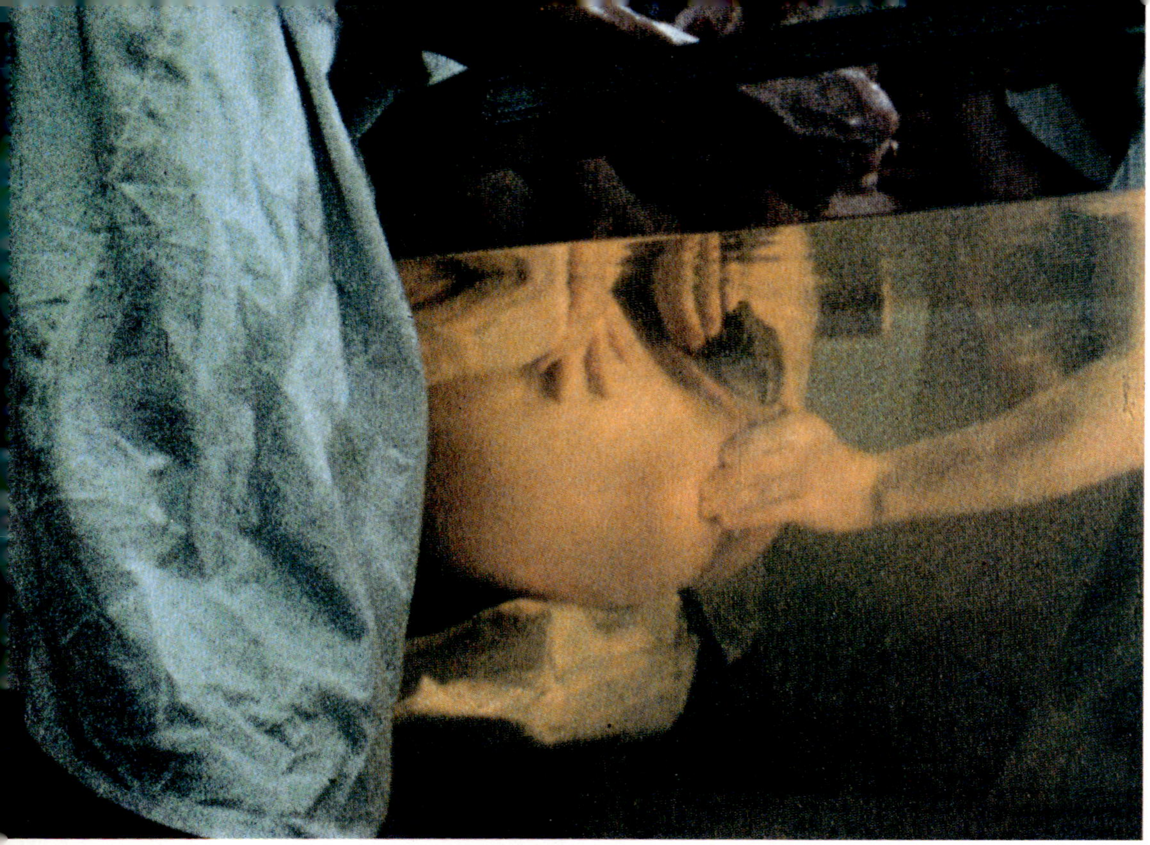

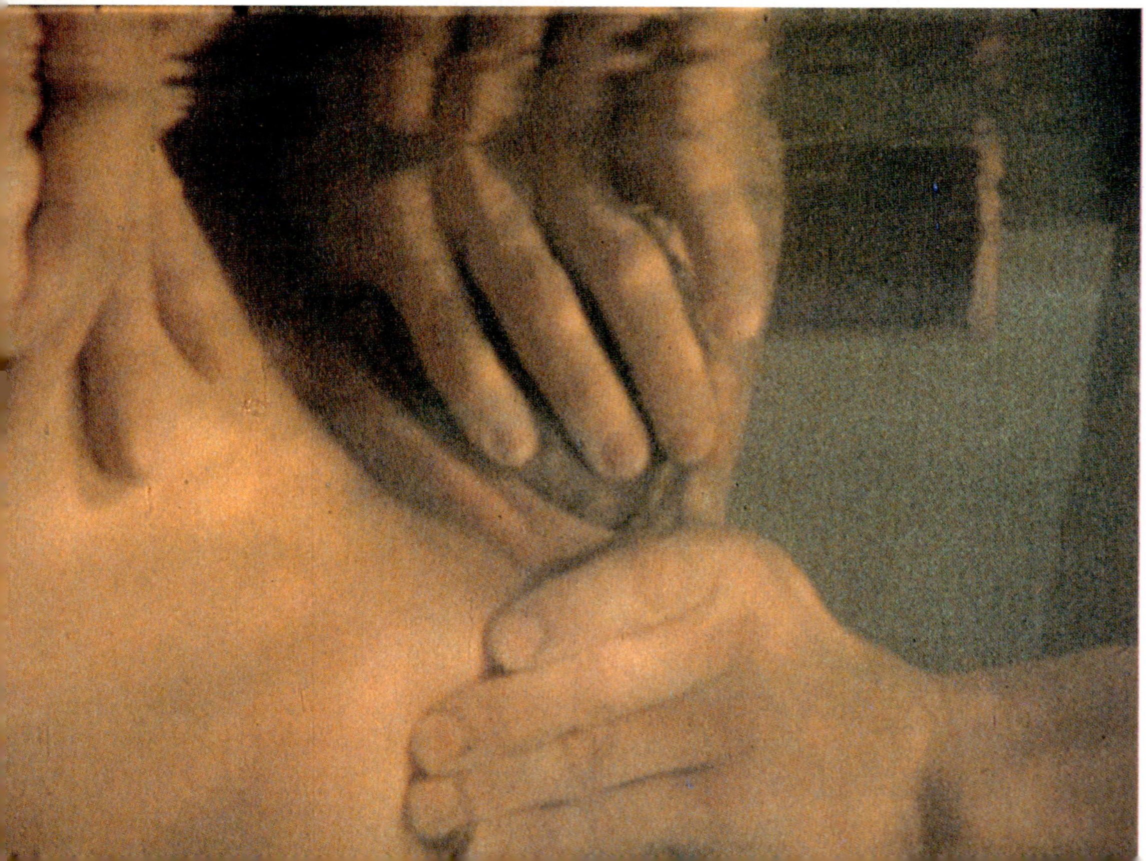

*Der ehrfurchts-
gebietende Mo-
ment, in dem
ein neues Leben
auf die Welt
kommt, ist hier
in einer Reihe
Photos fest-
gehalten. Lang-
sam drängt es
sich hervor. Wir
helfen ihm her-
aus, in körper-
warmes Wasser,
das ganz klar
ist, bis ein paar
Tropfen Blut es
bronzen färben.
Eine Ewigkeit
in einem Au-
genblick. Das
Neugeborene
wird — noch
unter der Was-
seroberfläche —
von einer
großen, ver-
trauensvollen
Hand in
Empfang
genommen.*

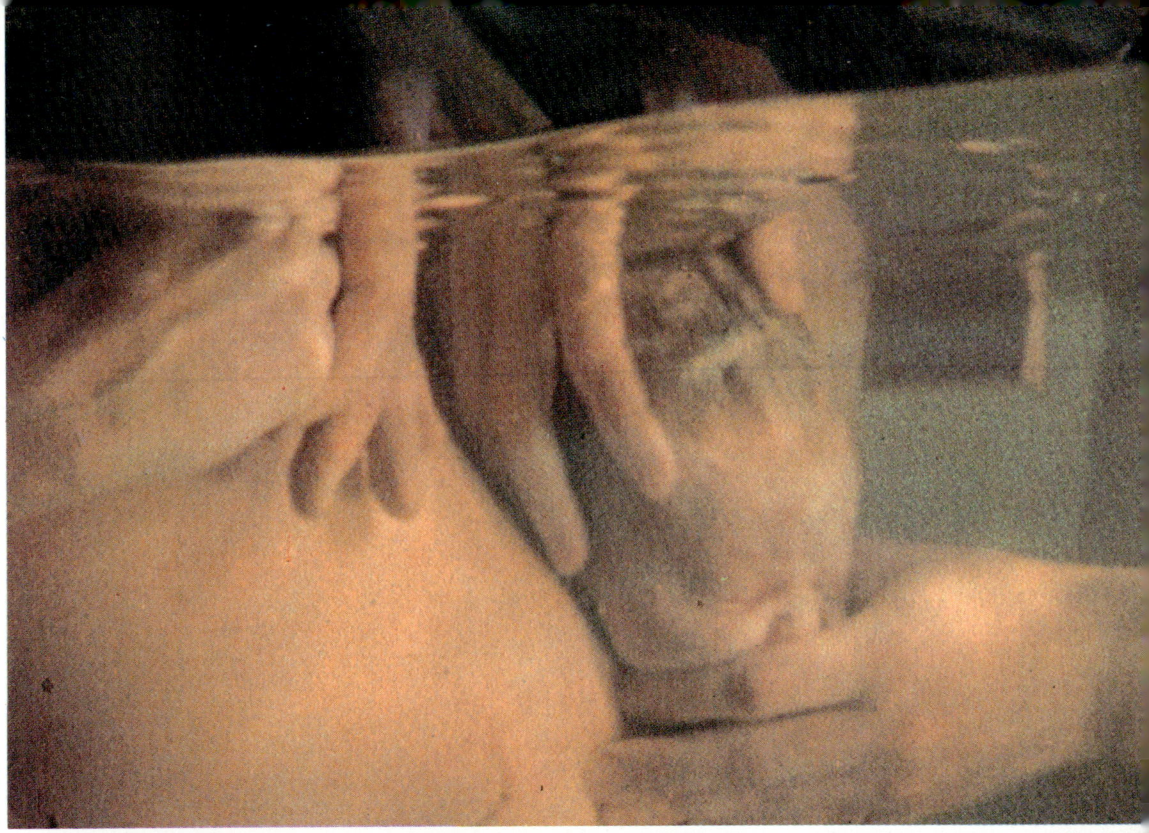

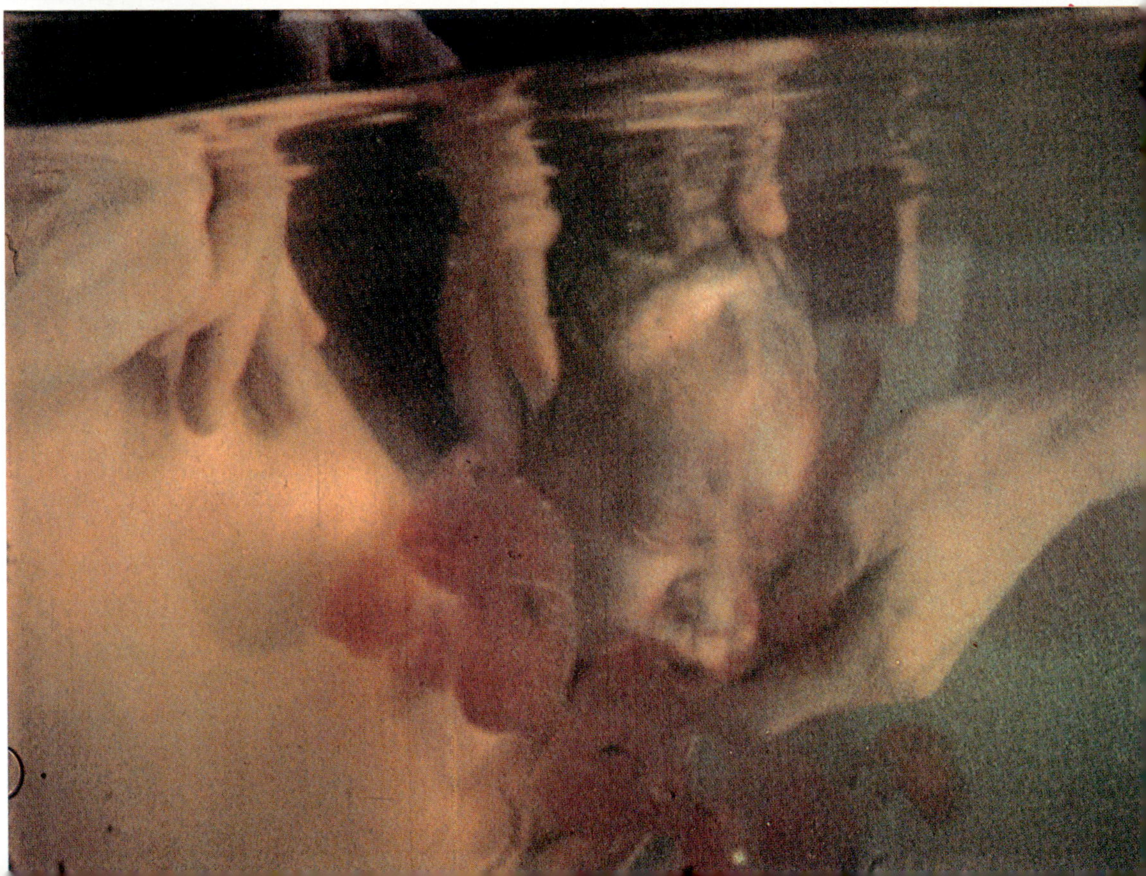

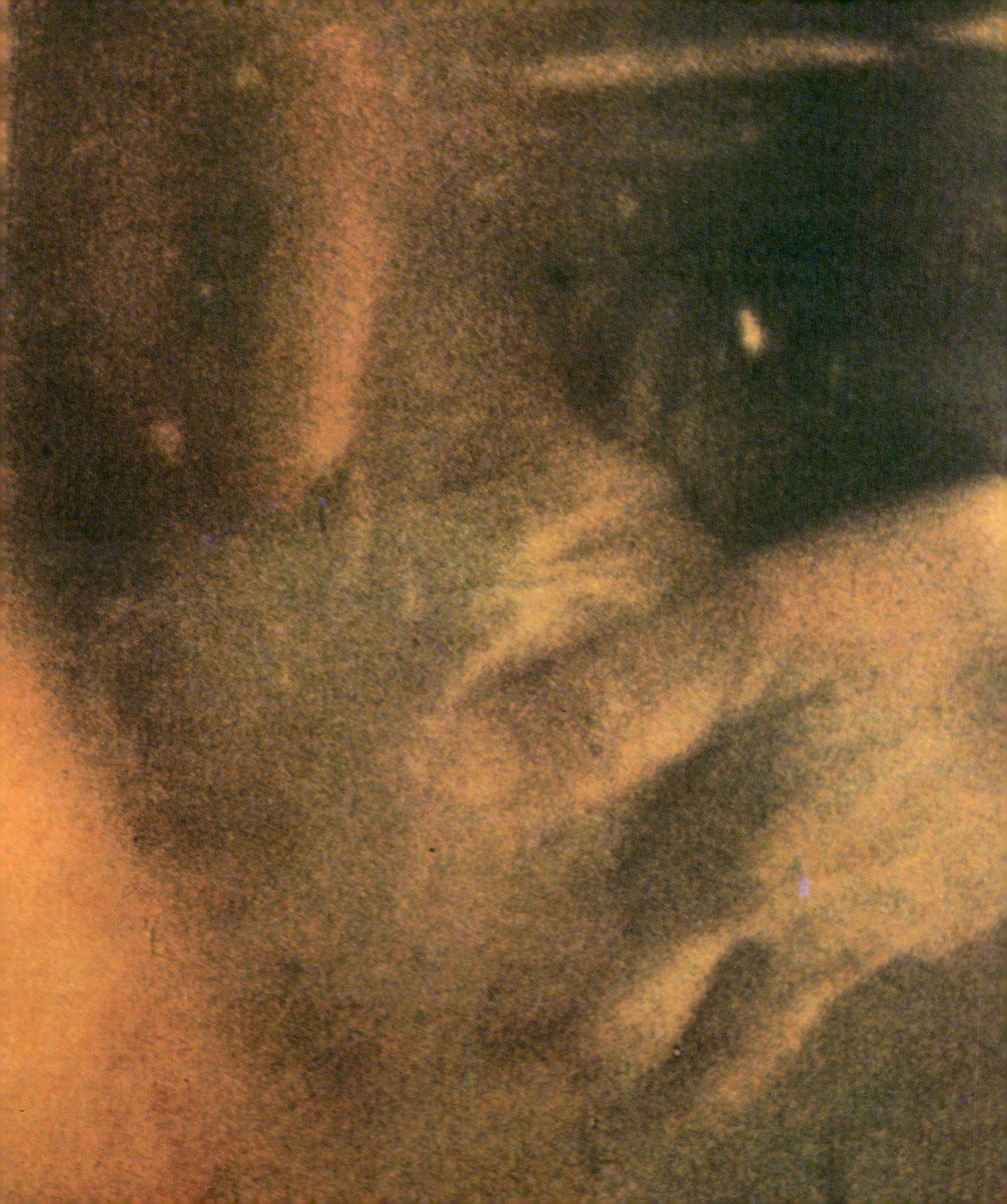

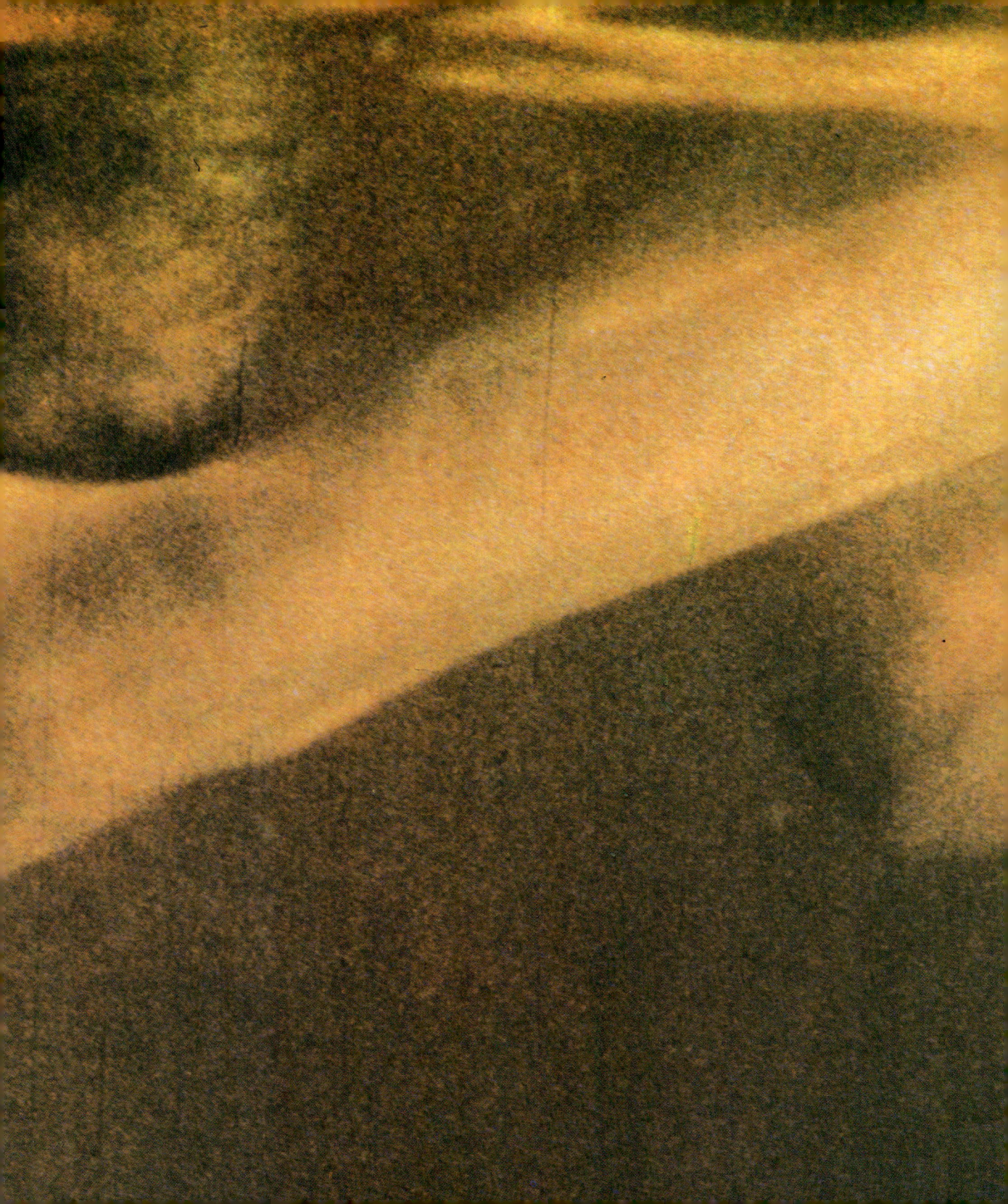

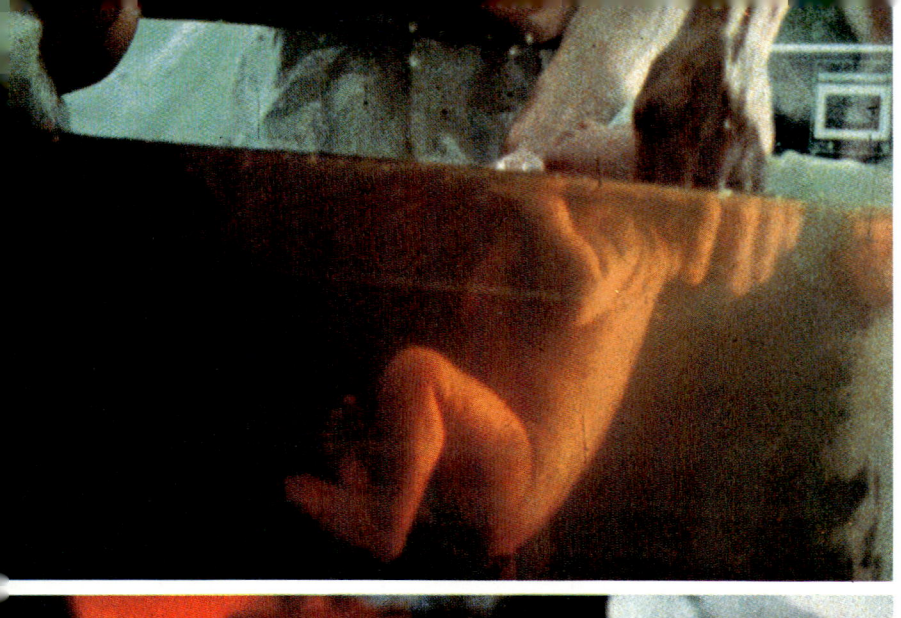

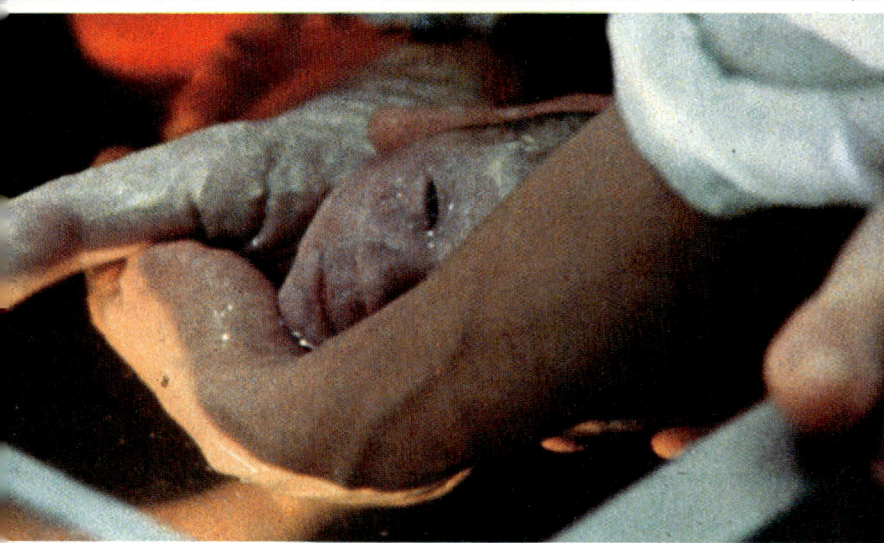

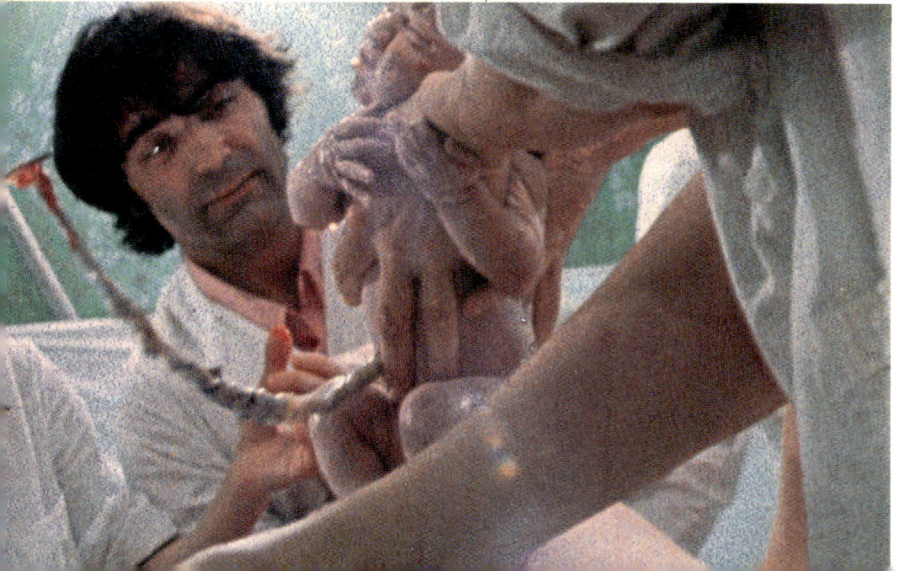

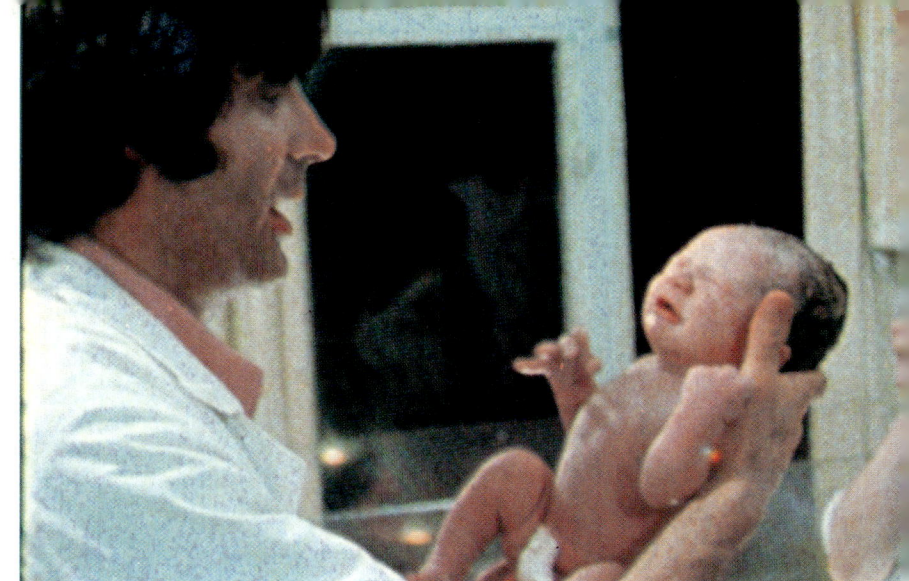

Das Neugeborene wird vorsichtig aus dem Wasser gehoben. Igor trennt die Nabelschnur durch und untersucht das Kind. Einmal aus dem Wasser, im neuen Element Luft, ist es schön, am Körper der Mutter zu liegen, an ihrer weichen Brust auszuruhen.

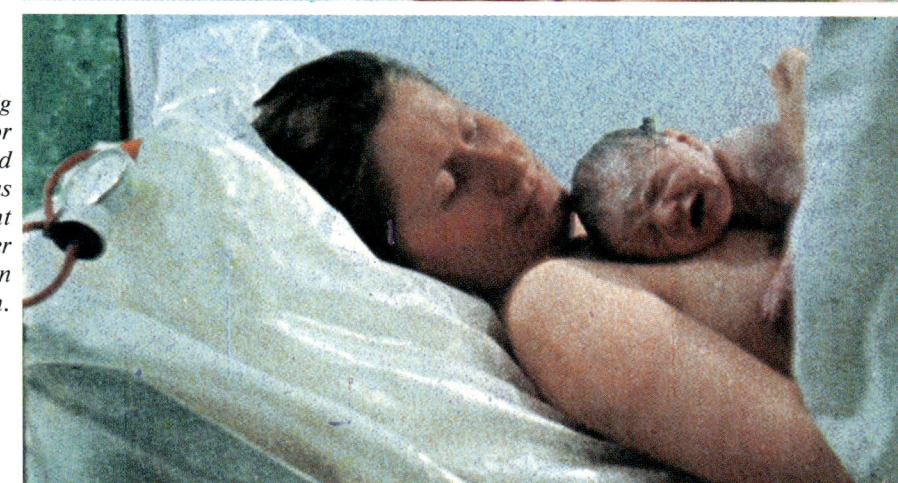

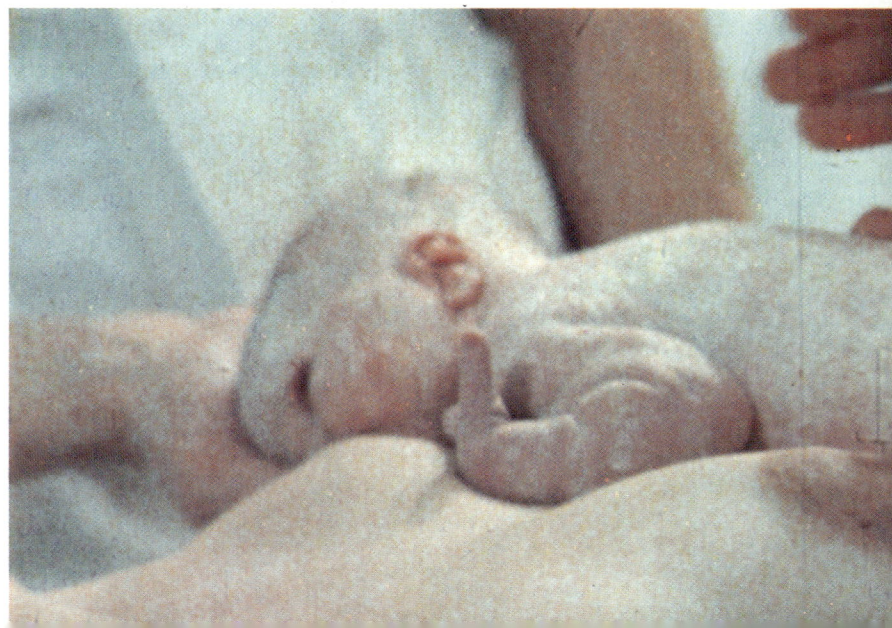

9   . . . viele Fragen an

Igor Tjarkovskij. . .

Frage: — *Igor, besteht nicht eine enorme Infektionsgefahr, wenn eine Frau unter Wasser entbindet?*

— Nein, überhaupt nicht. Das ist kein Problem für uns gewesen. Infektionen sind viel mehr das Ergebnis von Störungen im Biofeld als von vorhandenen Bakterien.

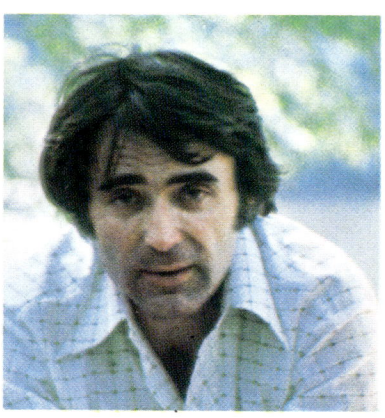

Das Risiko einer Infektion ist in der spannungsgeladenen Athmosphäre einer Entbindungsabteilung oder -klinik, wo die Biofelder vieler angespannter Leute zusammentreffen, viel größer. Die ruhige, entspannte Umgebung bei einer Unterwassergeburt stellt viel bessere Bedingungen für eine infektionsfreie Geburt her. Auch daß ein Mann mit seiner Frau im Wasser ist, stellt kein Risiko dar. Da sie so intim zusammenleben, haben sie dieselbe bakterielle Flora. Und ein weiterer Sicherheitsfaktor sind die Sensitiven, die mit ihrer psychischen Energie das Wasser reinigen und sterilisieren.

— *Macht es irgendeinen Unterschied, wann man mit dem Wassertraining des Babys beginnt? Verschwindet nicht der sogenannte ,,Tauch-Reflex'' nach einem gewissen Alter?*

— Der wichtigste Faktor ist nicht der physiologische Reflex selbst, sondern vielmehr die instinktive Angst, die mit dem Evolutionsprozeß in uns entstanden ist. Es stimmt, daß diese Angst immer stärker wird, je länger nach der Geburt man wartet.

Alle Menschen haben jedoch die Fähigkeit, den Atemtrakt absperren, so daß kein Wasser in die Lungen kommt. Dieser Reflex kommt beim Trinken ins Spiel.

Aufgrund dieser Panik vor dem Wasser müssen wir jedoch beim Training älterer Babys und Kinder sehr zart und vorsichtig sein. Man muß sanft und spielerisch vorgehen. Man kann Orangenstückchen und andere gute Dinge zum Essen auf den Becken- oder Wannengrund legen, so daß das Kind sich hinunterbeugen und sie auflesen möchte. Man kann Bilder an den Beckenwänden anbringen, so daß es unter Wasser bleiben muß, um sie anzuschauen. Es soll mit anderen wassertrainierten Kindern im Wasser sein — Kinder ahmen einander nach.

— *Ist es wirklich gesund, soviel Zeit in Schwimmbädern zu verbringen? Es ist doch so viel Chlor im Wasser.*

— Ich bin persönlich ziemlich empfindlich gegen Chlor und trage lieber eine Schwimmbrille. Babys scheinen Chlor jedoch besser zu vertragen, man bemerkt selten irgendwelche Probleme. Natürlich wäre es ohne Chlor besser. Meerwasser ist ideal, es ist sauber und hat außerdem Eigenschaften, die den sensiblen Kontakt erleichtern. Ein Schwimmbecken im Freien, an der frischen Luft und unter freiem Himmel, ist natürlich besser als eines in einer verglasten Schwimmhalle.

— *Du erwähntest vor einer Weile, wie der Brauch, Babys in Steckkissen zu packen, diese vollkommen hilflos macht. Im Umkleideraum der Schwimmhalle sah ich jedoch mehrere solche eingepackten Babys. Warum sprichst du nicht mit ihren Eltern?*

— Oh, ich müßte überall im Land Plakate aushängen, dazu habe ich nicht die Mittel. Aber natürlich erwähne ich es . . .

Es ist jedoch schwierig, etwas dagegen zu tun. Es ist nicht genug, wenn die Mütter und Großmütter es verstehen. Es ist mehr als ein alter Brauch, die Wurzeln sind tiefer.

Alle Tiere machen sich steif, halten still, wenn sie Angst haben. Warum? Weil die Feinde, die Jäger sie dann nicht bemerken. Jagdtiere reagieren auf Bewegung. Ich habe Experimente mit Katzen und Mäusen gemacht, die dieses Prinzip demonstrieren. Ich habe die Mäuse eingewickelt, so daß sie völlig bewegungslos lagen, und die Katzen verloren jedes Interesse an ihnen.

Es ist ein tiefsitzender Instinkt, der bewirkt, daß eine Frau, wenn sie erschrickt, stillsteht und ihr Kind fest an die Brust drückt, ganz fest, so daß es sich nicht bewegt, nicht schreit. Um sicherzugehen, wird das Kind also zusammengebunden, bewegungslos gehalten, denn in diesem Land hat es nie einen Mangel an Furcht gegeben . . .

— *Ist es nicht gefährlich für Neugeborene, eine Menge Wasser zu schlucken, und kann man ganz sicher sein, daß sie keines in die Lungen kriegen?*

— Alle Babys schlucken Wasser, sogar im Uterus. Es gibt sogar Methoden, dem Fruchtwasser Nährstoffe zuzusetzen, so daß der Fötus, indem er es trinkt, einen Ausgleich hat, wenn die Plazenta nicht richtig funktioniert.

Neugeborene schlucken auch Wasser, wenn man sie hineinlegt. Kein normales Baby wird jedoch Wasser in seine Lungen kommen lassen, dafür sorgt ein angeborener Reflex. Sogar ein Erwachsener kann unter Wasser tauchen, seinen Mund öffnen und Wasser schlucken, er verschließt automatisch die Luftröhre.

Tiere haben diese Fähigkeit auch. Haben Sie noch nie ein Pferd gesehen, das Wasser aus einem See trinkt und dabei den halben Kopf unter Wasser hat?

Im Wasser geborene Babys können auch ihren Geschmackssinn voll gebrauchen, einen unserer ältesten Sinne. Geschmack spielt im Leben eines Erwachsenen kaum eine Rolle. Für ein Kind im Wasser ist der Geschmack jedoch einer der verläßlichsten Orientierungsmethoden, auch im Dunkeln kann es den Weg zu seiner Mutter finden.

— *Igor, würdest du sagen, daß du eine Methode hast, Neugeborene schwimmen zu lehren, die jeder benutzen kann?*

— Nein, absolut nicht, und das ist ein sehr wichtiger Unterschied: Ich möchte, daß die Ideen, die hinter meinen Aktivitäten stehen, die größte Aufmerksamkeit erregen, nicht die Aktivitäten selbst, nicht die ,,Methoden".

Eine Methode ist eine Reihe von Anweisungen, die man befolgt, um ein vorher bestimmtes Resultat zu erzielen. Für Unterwassergeburten oder das Wassertraining mit Neugeborenen gibt es keine solchen Anweisungen. Ich habe durch die Erfahrung bestimmte praktische Lösungen gefunden — das ist eine Sache. Aber man darf nie das Risiko unterschätzen, wenn man alleine und ohne besondere Vorbereitung so etwas unternimmt, wenn man das Ganze etwa als eine Art Körpertraining betrachtet.

Man muß immer und immer wieder betonen, daß viele Faktoren in Betracht gezogen und erwogen werden müssen. Es gibt viele Risiken und viele Gelegenheiten für Mißgeschick, wenn man nicht vorsichtig ist.

— *Was sind die häufigsten Ursachen für Mißgeschicke beim Wassertraining?*

— Die meisten Leute würden wohl meinen, daß die Gefahr darin liegt, daß das Kind das Wasser schluckt oder Wasser in die Lungen kriegt. Es ist aber, wie gesagt, so, daß das Neugeborene im Wasser automatisch die Luftröhre verschließt.

In den meisten Fällen liegt das Problem außerhalb der Badewanne oder des Schwimmbeckens. Ich werde von einem Fall erzählen, wo ich zu einem kleinen Jungen gerufen wurde, der offensichtlich an Sauerstoffmangel litt. Was war geschehen?

Der Vater hatte eine Stunde lang mit seinem Sohn in der Badewanne geübt, ihn dann leicht in eine Decke gewickelt und auf den Bauch gelegt. Das Kind hatte dann ein bißchen Wasser aufgestoßen, wie viele Babys das nach dem Wassertraining tun — nichts Gefährliches. Seine Großmutter sah das jedoch und wurde vor Entsetzen fast ohnmächtig. Sie riß das Kind an sich und fing an zu jammern und zu schreien. Hier bekam der Junge dann Schwierigkeiten . . .

Ich habe so viele Beispiele erlebt von Großmüttern, die ihre eigenen Enkel fast umbrachten, daß ich mich berechtigt fühle, zu sagen, daß Großmütter vom Wassertraining ferngehalten werden sollten.

— *Wie ist es dann mit anderen Leuten?*

— Da ich überzeugt bin, daß die größe Gefahr für das Baby

in den Reaktionen von Außenstehenden liegt, glaube ich, daß ihre Zahl begrenzt sein sollte. Ein Elternteil oder beide und vielleicht ein Lehrer wäre ideal.

Es ist verständlich, daß stolze Eltern ihr Kind, wenn es anfängt, Fortschritte zu machen, Freunden und Bekannten vorführen wollen, aber das sollten sie unbedingt unterlassen. Es würde bedeuten, daß sie ihr Kind ernsten Gefahren aussetzen.

— *Ich habe Photos gesehen von Babys, die auf dem Rücken schwimmen. Ist das eine gute Methode?*

— Nein, überhaupt nicht. Ich rate sehr davon ab. Vielleicht ist es eine Stellung, die dem Schwimmlehrer gefällt.

Erstens ist es gefährlich für das Kind. Schon 1960 haben wir erkannt, daß das Liegen auf dem Rücken den Organismus schwächt und das Durchhaltevermögen verringert. Außerdem ist in dieser Stellung die Luftröhre nicht verschlossen, wie sie es

Ja, es ist wirklich möglich. Igor führt einem zögernden Vater sein Programm vor.

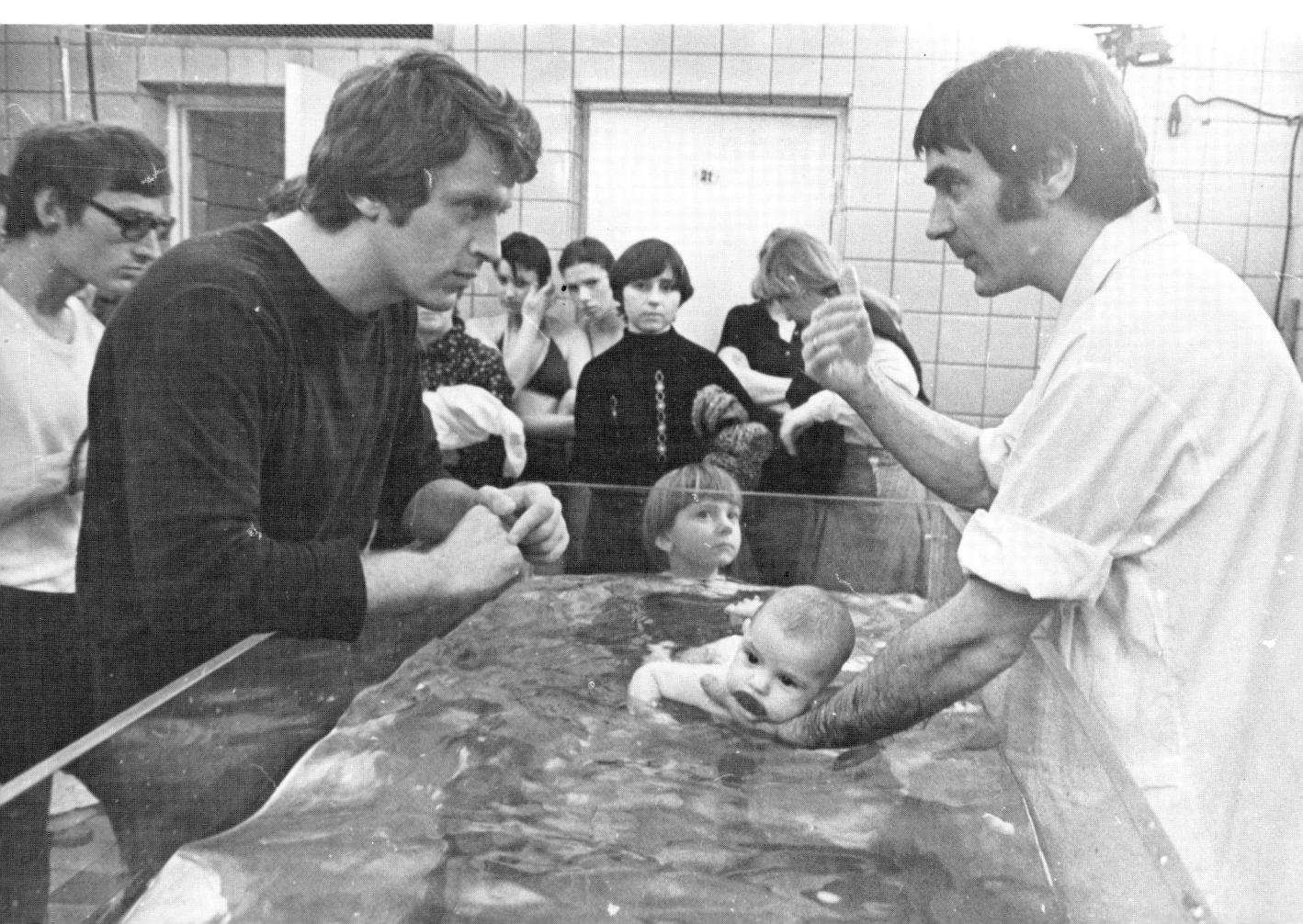

ist, wenn das Baby unter Wasser taucht. Wasser kann also in die Lungen kommen. Eltern haben oft ein sichereres Gefühl, wenn sie das Gesicht des Kindes sehen können, aber das ist eine falsche Sicherheit.

Außerdem ist das Baby in dieser Position hilflos. Es sieht nichts als die weiße Decke weit oben. Es kann seine Umgebung nicht erkunden. Einer der großen Vorteile des Wassertrainings ist, daß das Baby sich schon in den ersten Tagen frei in drei Dimensionen bewegen kann. Wenn es auf dem Rücken liegt, kann es das jedoch nicht.

Unglücklicherweise ist es ziemlich einfach, Babys zu lehren, auf dem Rücken liegend herumzupaddeln. Davon sind viele Photos gezeigt worden, und es ist ziemlich populär geworden, aber ich empfehle es nicht. Auf dem Rücken zu liegen bringt dem Kind nichts.

— *Aber ist es nicht besser, das Baby schwimmt auf dem Rücken als überhaupt nicht?*

— Du gehst von einem üblichen Mißverständnis aus: Du gehst davon aus, daß das Kind, wenn es auf dem Wasser treiben kann, auch schwimmen kann, und wenn es schwimmen kann, sich auch an ein Leben im Wasser anpassen kann. Das ist jedoch überhaupt nicht sicher.

— *Igor, wenn ich mit anderen Russen über deine Arbeit gesprochen habe, dann hatten sie nicht immer von dir gehört, wußten aber davon, daß man Neugeborenen Schwimmen beibringen kann. Befriedigt dich das?*

— Ehrlich gesagt, nein. Ich möchte die Situation so zusammenfassen: In diesem Land gibt es so etwas wie eine Volksbewegung für das Babyschwimmen, offiziell unterstützt vom Gesundheitsministerium. Die Ziele und Methoden sind jedoch von einem grundlegenden Mißverständnis unglaublich verwässert worden, nämlich dem, daß es nur darum geht, Neugeborene schwimmen zu lehren.

Sicher, „Babyschwimmen'' ist überhaupt nicht gefährlich, wie viele einflußreiche Leute noch immer behaupten. Aber frühes Schwimmenkönnen ist kein wirksamer Weg, um einem Kind zu helfen, sich an ein Leben im Wasser anzupassen.

Viele Leute haben so das größere Ziel aus den Augen verloren, indem sie sich auf ein begrenzteres konzentrieren, obwohl Schwimmen für Babys sicherlich gut ist.

Es gibt da noch ein anderes Mißverständnis: Viele Leute haben den Eindruck gewonnen, daß es das Schwimmen ist, was hinter den phantastischen Fähigkeiten steckt, die ,,meine'' Kinder zeigen. Es ist jedoch vor allem die Übung im Tauchen und Luftanhalten, die wichtig ist.

Andererseits ist es auch ein Mißverständnis, zu glauben, diese Aktivitäten seien für ,,gewöhnliche'' Leute unpassend, daß nur eine Elite sie betreiben sollte. Sie sind offen für jeden, der seinem Kind größere Möglichkeiten im Leben eröffnen möchte, als er selbst sie hatte.

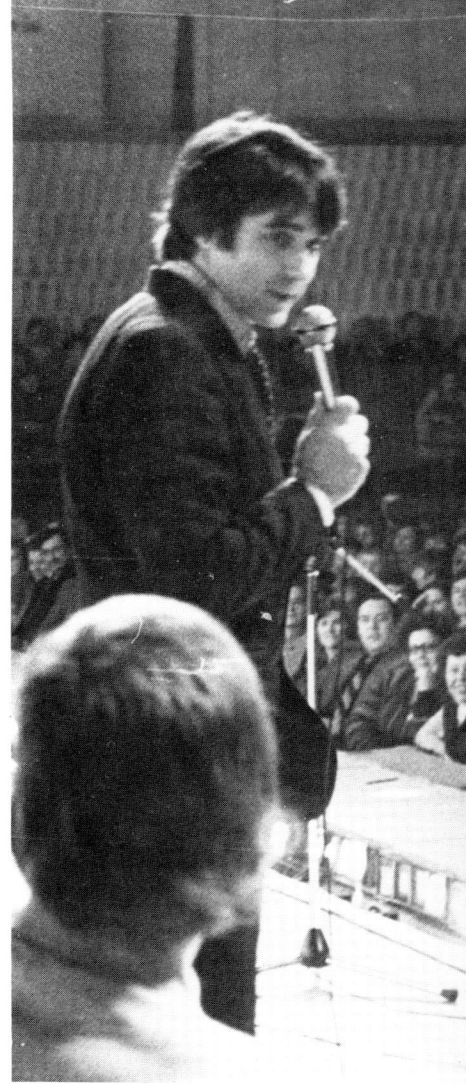

Igor Tjarkovskij hat in der Sowjetunion viele Vorträge gehalten, die ein großes, interessiertes und neugieriges Publikum anziehen.

109

10 . . . das Kind freundet sich immer

mehr mit dem Wasser an . . .

Igor, du sagst, die Prinzipien des Wassertrainings lassen sich nicht aus einem zehnseitigen Handbuch lernen, — es ist gefährlich, wenn uneingeweihte Eltern selber damit anfangen, ohne eine tiefere Einsicht und ein tieferes Verständnis von dem zu haben, was sie da machen. Aber könntest du nicht ein paar praktische Übungen beschreiben? Welches sind die wichtigsten Elemente in dem Trainings-Programm?

— Es ist sehr wichtig, das Kind unter Wasser saugen oder essen zu lassen, damit sollte man eigentlich anfangen. Das beste ist natürlich, wenn die Mutter selber ihr Kind unter Wasser stillen kann. Wenn eine Mutter davor aus irgendeinem Grunde Angst hat, kann sie das Kind statt dessen mit einer speziell konstruierten Flasche mit langem Sauger unter Wasser füttern.

Unter Wasser braucht das Kind beim Saugen weniger Sauerstoff. Wir sind nach Hunderten von Experimenten zu diesem Schluß gekommen und haben eine verläßliche Methode für das Stillen unter Wasser festgelegt: Wenn das Kind Luft braucht, hört es auf zu saugen. Für die Mutter ist das das Signal, es hochzuheben, so daß der Mund über die Wasseroberfläche kommt — ein Atemzug, und dann geht es wieder hinunter. Allmählich wird die Mutter mit den Bedürfnissen des Kindes vertraut und kann sich in einen Rhythmus fallen lassen.

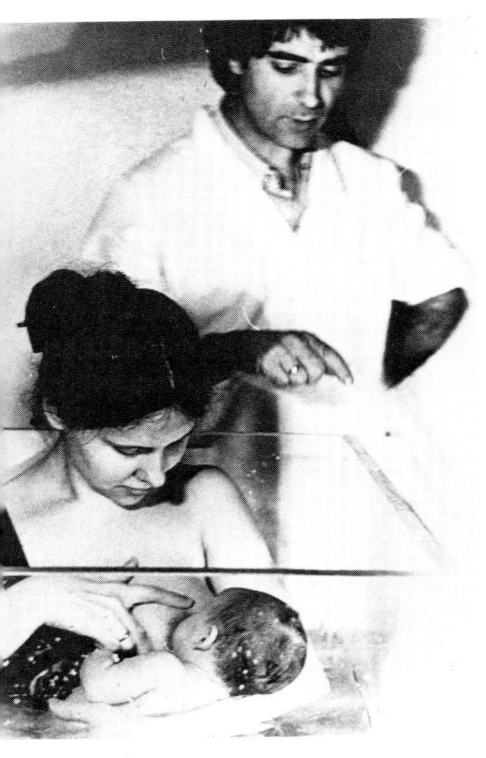

Igor gibt einer Mutter Anleitung beim Stillen unter Wasser. Wenn das Kind Luft holen muß, hört es auf zu saugen. Das ist für die Mutter das Signal, es aus dem Wasser zu heben. Durch das Saugen unter Wasser lernt das Baby, mehrere Minuten den Atem anzuhalten.

Das Saugen unter Wasser lehrt das Kind, einige Minuten lang den Atem anzuhalten — eine Vorbedingung, damit es das Wasser erkunden kann. Außerdem verbindet sich Wasser dadurch im Bewußtsein des Kindes mit etwas Angenehmem.

Mit zwei Monaten ist das Kind gewöhnlich fähig, unter Wasser zu tauchen und selber zu saugen. Das ist wichtig, denn im allgemeinen ist es im Alter von drei Monaten, daß Kinder ihre Angst vor dem Wasser entwickeln, ihre Vorstellung, daß Wasser etwas schrecklich Gefährliches ist. Wenn das Kind jedoch von Anfang an das Wasser als etwas Freundliches erleben kann, dann entwickelt es diese Angst nicht, und seine Einstellung zum Wasser wird einfach immer positiver.

— *Wie sollte man Babys behandeln, die auf die herkömmliche Weise geboren wurden und ihre ersten Tage auf einer Säuglingsstation oder zu Hause in der Wiege verbracht haben?*

— Ich kann mir vorstellen, daß viele Eltern in dieser Lage die verlorene Zeit ,,aufholen'' möchten. Aber das ist nicht möglich!

Wenn das Kind seine ersten paar Tage auf ,,trockenem Land'' verbracht hat, hat sich sein Körper schon an diese neue Existenzweise gewöhnt. Man darf mit einem solchen Kind deshalb kein allzu intensives Wassertraining vornehmen.

Das bedeutet nun gewiß nicht, daß alles zu spät ist. Ich möchte nur betonen, daß man nicht versuchen darf, die Dinge zu forcieren, sondern sanft und vorsichtig vorgehen muß.

Hier sind ein paar Übungen, die fürs Schwimmbad oder für die Badewanne zu Hause geeignet sind.

Geh gerade weit genug ins Becken hinein, daß das Wasser dir bis zum Bauch oder zur Brust reicht. Hebe das Kind vor dir in die Luft, wirf es hoch und fange es wieder auf.

Den meisten Kindern macht das Spaß. Wenn du das Kind lächeln oder lachen siehst, kannst du es mit den Füßen ein wenig ins Wasser platschen lassen, bevor du es wieder auffängst. Wenn alles gut geht, kannst du kühner werden und das Kind immer ein wenig tiefer ins Wasser tauchen lassen. (Diese Art von Spiel ist im Wasser tatsächlich viel sicherer, als in einem normalen Raum mit hartem Boden. Wenn du zufällig ausrutschst,

112

kann nichts Ernstes passieren, weil man ins Wasser so weich fällt.)

Zu diesem Spiel kann jeder seine eigenen Variationen erfinden. Du denkst vielleicht, daß ein zweiwöchiger Säugling von solchen Übungen nicht viel hat, aber Tatsache ist, daß sie ihm außerordentlich guttun. Das Kind bekommt Übung in der Koordination seiner Bewegungen, was wiederum seine körperlichen und geistigen Fähigkeiten stärkt, ebenso wie seine Reaktionsfähigkeit. Unsere Vergleichsversuche mit Tieren haben gezeigt, daß Tiere, mit denen diese einfachen Übungen durchgeführt wurden, verschiedene Probleme schneller und effektiver lösen konnten.

Die Praxis des Fütterns unter Wasser habe ich schon beschrieben, die Regeln gelten sowohl für das Stillen wie auch das Füttern mit der Flasche. Wenn es sanft und vorsichtig gemacht wird, kann das Füttern unter Wasser auch für Säuglinge, die auf herkömmliche Weise geboren wurden, sehr wohltuend sein.

Dann gibt es natürlich die grundlegenden Tauchübungen, die durchgeführt werden sollen, wenn das Kind anfängt, sich im Wasser sicher zu zeigen. Du hältst das Kind unter den Armen, streckst die Arme aus, sagst ein paar einfache Worte, die das Kind allmählich als Signal zum Atemanhalten erkennen lernen wird, dann tauchst du es unter Wasser. Zieh es zu dir heran und an deinem Körper wieder herauf. Du machst das immer und immer wieder, ruhig und rhythmisch, und läßt das Kind dabei immer einige Sekunden lang unter Wasser bleiben. Am besten ist es, dem Kind zwischen dem Untertauchen immer nur einen Atemzug zu lassen.

Wenn das Kind müde erscheint oder anfängt zu schreien, ist es am besten, zu einer anderen Übung überzugehen oder ganz aufzuhören. Schreien ist jedoch nicht immer ein Zeichen zum Aufhören, geübte Eltern werden die Ernsthaftigkeit der Lage erkennen können. Vielleicht ist es genausogut, ruhig weiter zu machen, mit einem Atemzug zwischen dem Tauchen.

Wenn das Kind jedoch wirklich hysterisch wird, mußt du sofort aufhören.

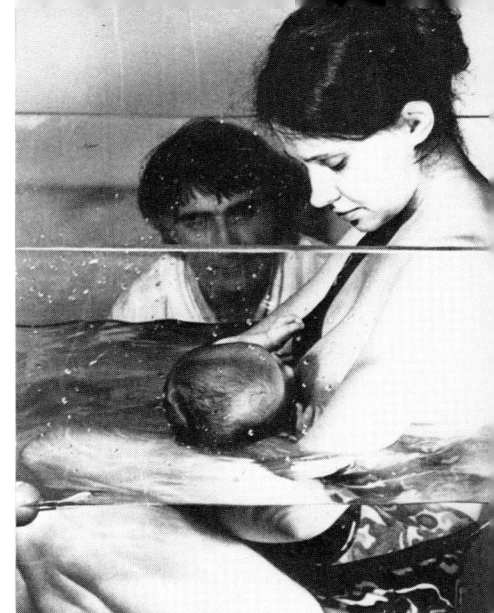

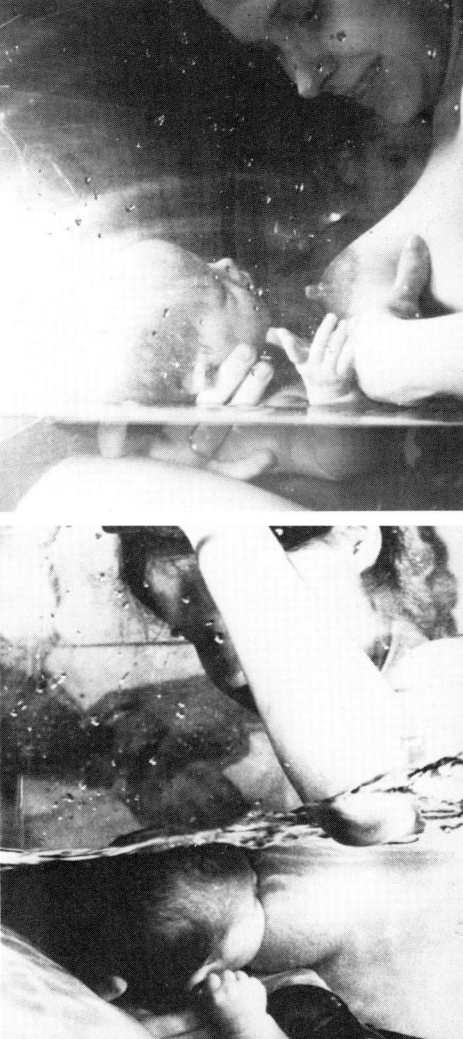

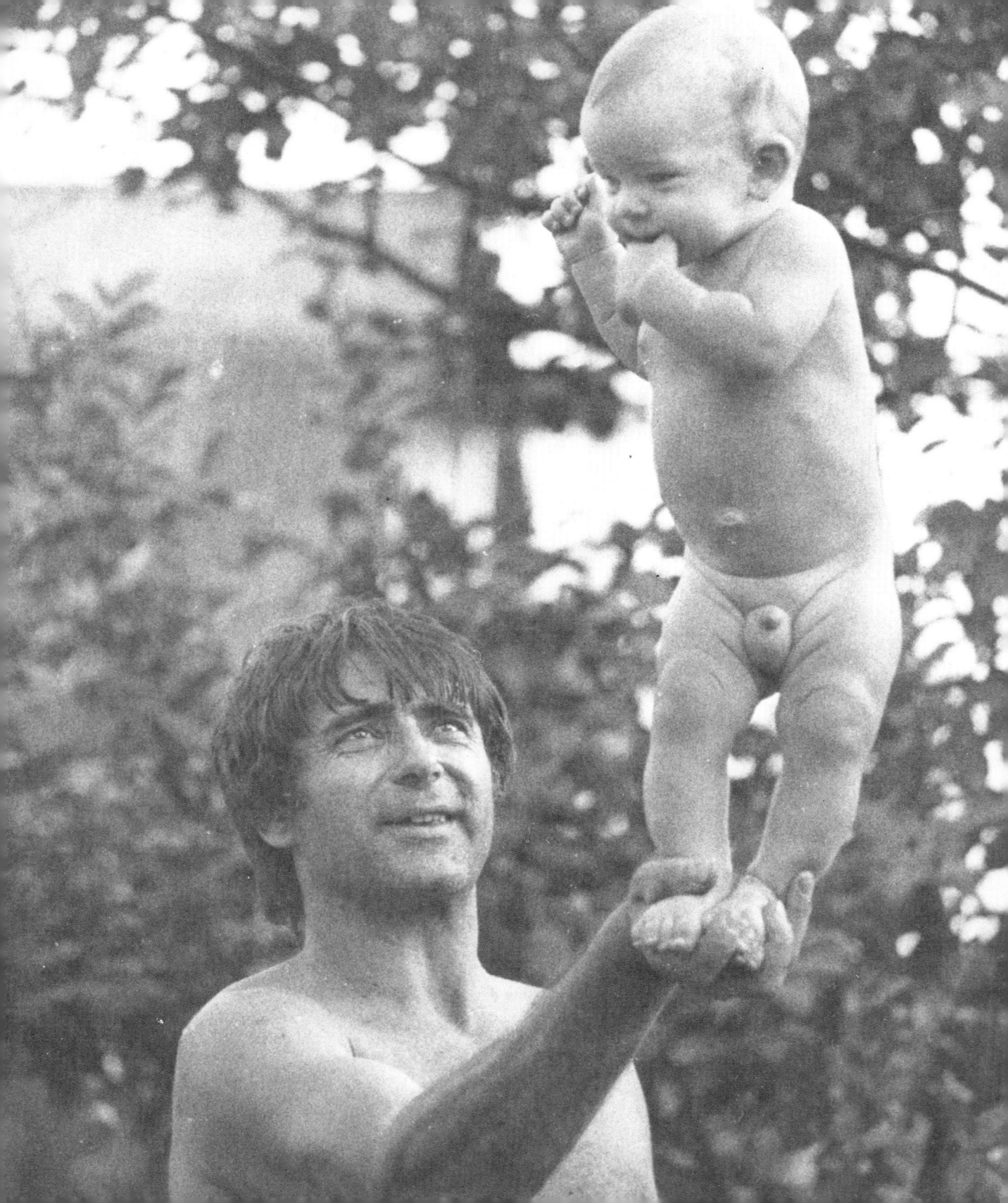

Nach einer Weile kannst du versuchen, das Kind unter Wasser auf dem Boden des Schwimmbeckens *laufen* zu lassen. Es ist gut, bei dieser Übung etwas Eßbares als Anreiz zu benutzen. Ich habe eine Art Laufstuhl konstruiert, auf den das Kind sich beim Laufen stützen kann und an dem man eine Babyflasche anbringen kann.

Den meisten Kindern gefällt es, unter Wasser zu laufen, aber man muß achtgeben, daß sie nicht fallen und sich stoßen, das kann sie fürchterlich erschrecken.

Diese Laufübungen unter Wasser können dem Kind auch helfen, auf dem Land laufen zu lernen — ungewöhnlich früh, etwa im Alter von drei Monaten. Es ist eine dynamischere Methode des Laufenlernens als die übliche Art, bei der das Kind erst stehen lernt und dann, allmählich, vorwärts stolpert.

— *Aber ist es für einen drei Monate alten Säugling wirklich gesund zu laufen?*

— Viele Experten sind der Meinung, daß es nicht gesund ist, und in bezug auf normale Kinder stimme ich ihnen zu. Aber wohltrainierte „Wasserbabys" haben sogar in diesem Alter Muskeln wie Athleten, und für sie kann es nur positiv sein.

Genau diese Tatsache, daß Babys unglaublich früh stark genug sind zu laufen, hat viele Leute, einschließlich Kinderärzte, von den sehr realen Vorteilen des Wassertrainings überzeugt. Ich muß allerdings gestehen, daß ich mehr an der Tatsache interessiert bin, daß drei Monate alte Babys zwei oder drei Meilen schwimmen könne, als daran, daß sie auf dem Land hundert Meter laufen können.

In den sechziger Jahren haben wir mit einem fünfjährigen Jungen gearbeitet, der so lange schwamm, wie man eine Flasche vor ihm herzog. Er schwamm, saugte — und schlief im Wasser — und schwamm dann einfach weiter.

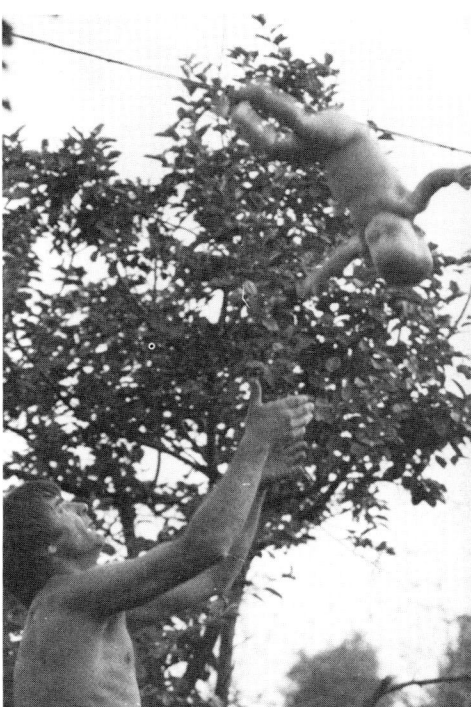

Igor demonstriert, wie das Baby nach mehreren Monaten Wassertraining seine Muskelkraft, sein Gleichgewicht und seine Bewegungskoordination so weit entwickelt hat, daß es sich mit Leichtigkeit in der Hand eines Erwachsenen aufrecht halten kann . . .

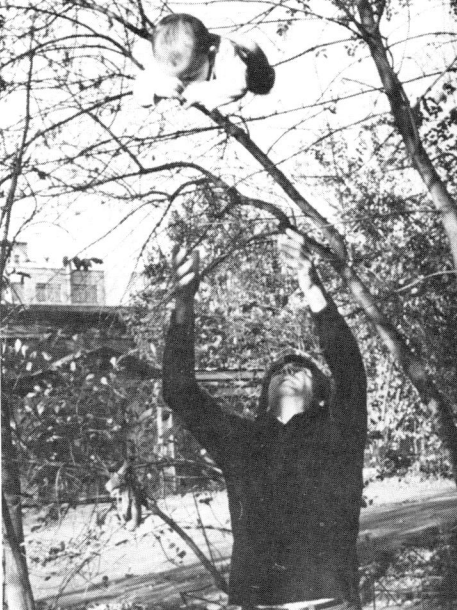

und Purzelbäume und Saltos in der Luft genießt.

Wenn das Kind ein bißchen älter ist, kann man eine andere gute Übung mit ihm machen: Man faßt die Füße des Kindes mit einer Hand und hebt es hoch. Die andere Hand kann man benutzen, um es wenn nötig zu stützen. Das Ziel ist hier, daß das Kind übt, in deiner Hand zu stehen und die Balance zu halten, aber laß seine Füße nicht los!

Wenn es schließlich umfällt, nach ein paar Sekunden vielleicht, behältst du seine Füße weiter fest in der Hand und läßt es mit dem Kopf nach unten hängen. Den meisten Kindern macht das großen Spaß, an ihrem Lachen kann man das hören.

Hüpfübungen sind auch gut. Am Anfang ist es am besten, das Kind an den Händen zu halten und in der Luft zu schwingen oder baumeln zu lassen. Nach und nach wird es selbst vom Beckenrand springen können, aber vielleicht braucht es dort auch eine helfende Hand.

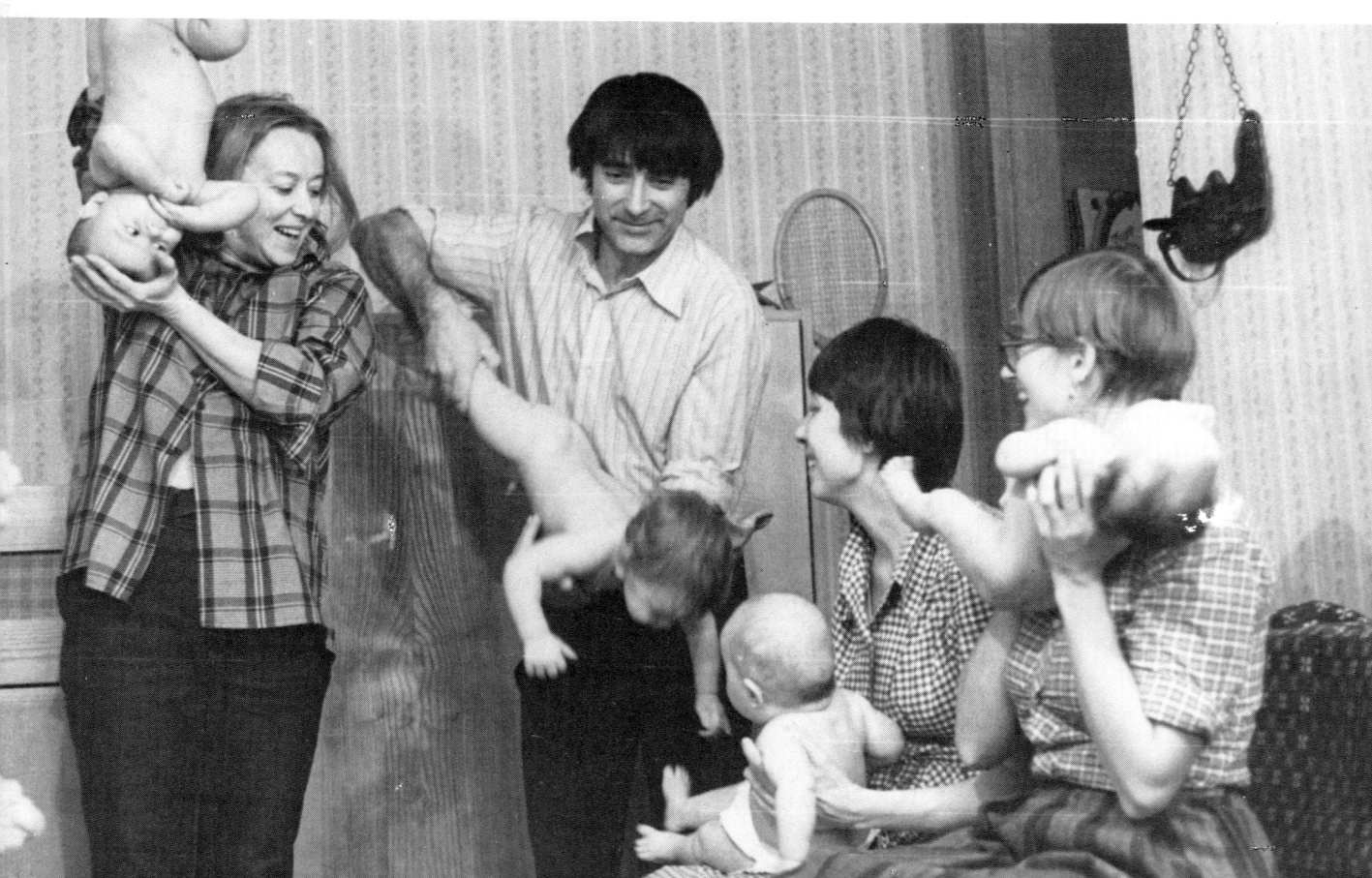

Wassertraining läßt Kinder gesund heranwachsen. Sie übertragen ihre Fähigkeiten im Wasser ganz natürlich auf den Sport außerhalb des Wassers. Gewöhnlich ist zu Hause Platz für ein paar Turngeräte für die Kinder. Igor zeigt der Schauspielerin Margarita Tereschkowa einige Übungen.

11   . . . die Neugeborenen schliefen

friedlich zwischen Delphinen im Wasser . . .

Ein Tier, das dem Tabu der Landtiere, ins Wasser zurückzukehren, getrotzt hat, ist der Delphin. Seine Säugetierahnen müssen sich auf dem Land entwickelt haben und dann ins Meer zurückgekehrt sein . . .

Viele Forscher haben sich sehr für Delphine interessiert. Seit Tausenden von Jahren sind sie von Sagen umwoben worden — weise, freundliche Tiere, die den Seefahrern helfen und mit den Meergöttern verbündet sind.

Es gibt bestimmte Dinge, die die moderne Forschung nachweisen kann. Delphine haben eine bemerkenswerte hohe Intelligenz. Sie können in einer klaren und konzentrierten Sprache miteinander kommunizieren. Sie sind auch soziale Wesen. Sie helfen einander, und in vielen bewiesenen Fällen sind sie ertrinkenden Menschen zur Hilfe gekommen. Wie die meisten Menschen wissen, kommen sie auch zum Atmen an die Oberfläche.

„Delphine haben auch ein starkes Biofeld", sagte Igor Tjarkovskij. „Schon in den sechziger Jahren wollte ich sie in meine Experimente einschließen. Aus verschiedenen Gründen gelang es mir jedoch erst vor ein paar Jahren.

Im Sommer 1979 machten wir (d.h. ich und verschiedene Forscher aus dem Institut, Sportlerinnen, Mütter, Frauen in verschiedenen Phasen der Schwangerschaft und eine ausge-

Igor glaubt, daß das Biofeld der Delphine Kindern ein außerordentliches Sicherheitsgefühl gibt.

119

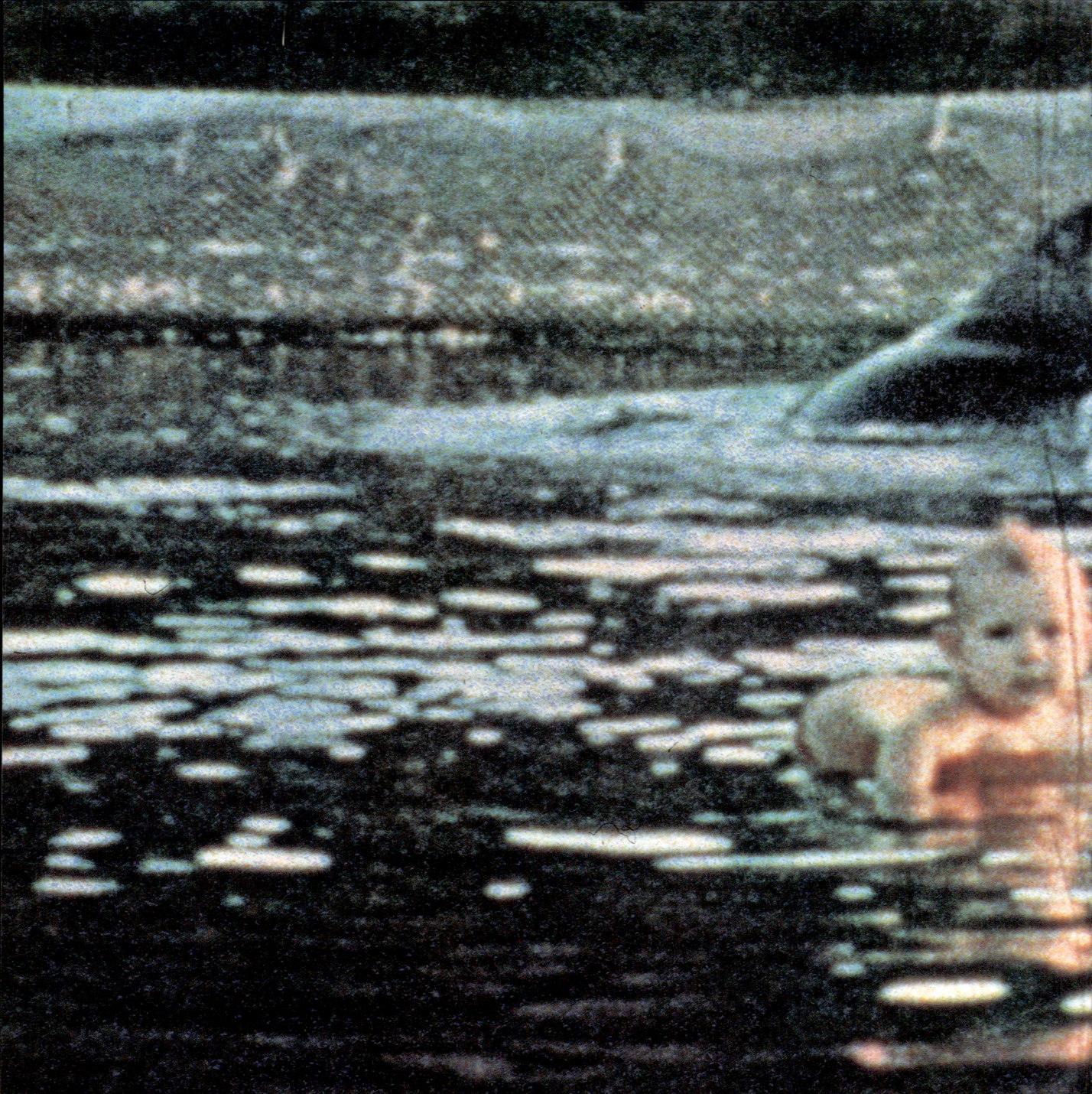

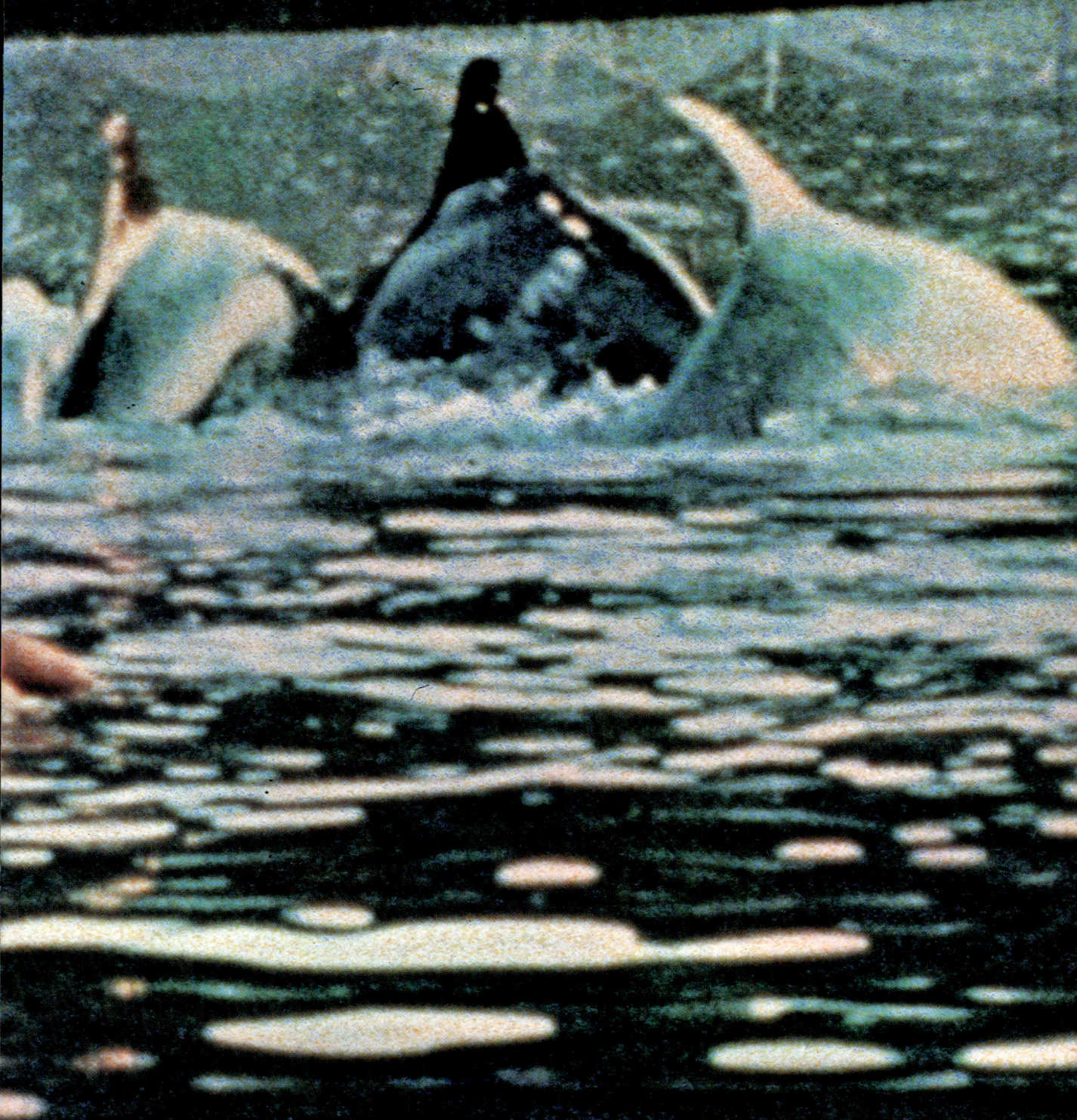

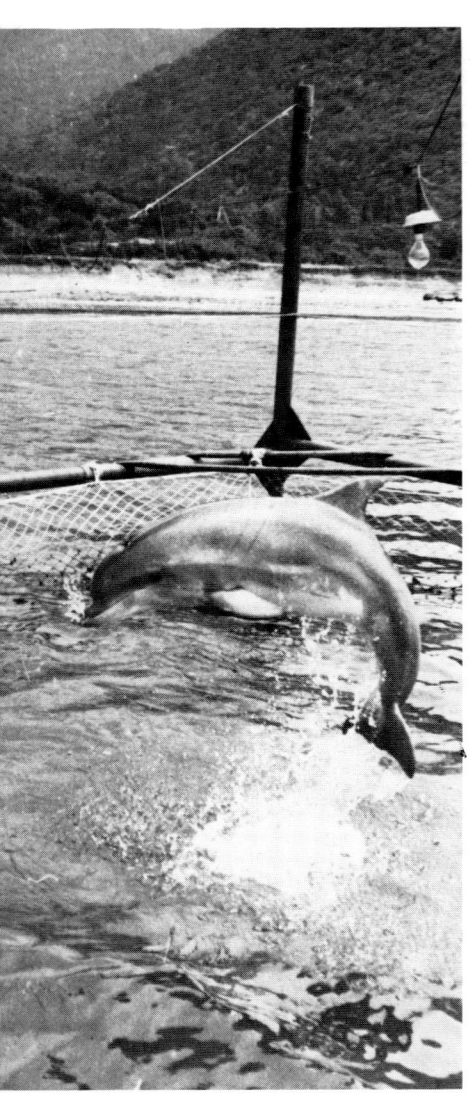

Delphine sind Säugetiere, die ins Meer zurückgekehrt sind. Ihre Vorfahren müssen dereinst Landtiere gewesen sein. Delphine haben eine hochentwickelte Intelligenz und eine Sprachform für eine sehr differenzierte Kommunikation . . .

wählte Gruppe von Kindern im Alter zwischen acht Tagen und acht Jahren) eine Expedition zu einer Delphin-Forschungsstation am Schwarzen Meer.

Wir machten eine Reihe von Experimenten mit den Delphinen, einige mußten wir nachts durchführen, als das reguläre Forschungspersonal schlief. Es gefiel ihnen nicht, daß wir Neugeborene und Delphine zusammenbrachten, sie fürchteten, daß die Delphine den Kindern etwas zufügen könnten.

Es geschah jedoch nichts dergleichen. Die Delphine gingen sehr sanft mit den Kindern um. Wenn sie zu rasch angeschwommen kamen und die Kinder sich erschreckten, dann schwammen sie sofort langsamer und gingen auf das Tempo der Kinder ein.

Die Delphine hatten auch gegen nichts, was wir mit ihnen machten, etwas einzuwenden. Wir befestigten verschiedene Sättel und Griffe an ihnen, und sie ließen willig die Kinder auf ihrem Körper reiten. Nicht einmal die kleinsten Babys fürchteten sich davor, wenn sie mehrere Meter tief nach Futter ins Meer hinuntertauchten.

Was noch bemerkenswerter war: Die starken Biofelder der Delphine hatten eine deutliche Wirkung auf die Menschen. Die Angst der Mütter vor dem Wasser verschwand völlig. Die Neugeborenen lagen friedlich schlafend im Meer, und die Delphine schwammen um sie herum.

Ich erinnere mich besonders an einen Zwischenfall. Ich arbeitete mit einem einen Monat alten kleinen Mädchen unter Wasser und zählte wie gewöhnlich die Sekunden, um zu sehen, wann es Zeit war, wieder aufzutauchen. Plötzlich kamen zwei Delphine mit höchster Geschwindigkeit auf mich zugeschwommen. Erst dachte ich, sie seien wütend. Ich kriegte Angst, als sie mich zur Seite drängten und das Kind zur Wasseroberfläche schubsten. Aber sie wollten sie nur an die Luft bringen.

Als ich ein paar Sekunden später an die Oberfläche kam, sah ich, daß ich nicht aufmerksam genug gewesen war, ich war etwas zu lange unter Wasser geblieben. Die Delphine hatten das anscheinend irgendwie vor mir bemerkt, sie hatten ein Signal gespürt, das mir nicht bewußt geworden war.

Meine Theorie ist, daß die Anwesenheit von Delphinen die besten Bedingungen für die Entwicklung eines Kindes liefert, die man sich vorstellen kann, und somit auch die besten Bedingungen für die Entwicklung der ganzen menschlichen Rasse.

Unsere Befunde können wie folgt zusammengefaßt werden:

1. Neugeborene können mit Delphinen sofort Kontakt herstellen, ohne Vorbereitung. Sie reagieren auf kein anderes zahmes oder wildes Tier so schnell. Wenn man sieht, wie diese Kommunikation sofort da ist, bekommt man den Eindruck, daß Kind und Delphin ‚einander schon eine ganze Weile kennen'.

Ältere Kinder reagieren auch in dieser Weise, aber es gibt Gründe, anzunehmen, daß die ganz kleinen den engsten Kontakt bekommen.

2. In der Gegenwart von Delphinen verlieren sowohl Mütter wie auch Kinder ihre Angst vor dem Wasser. Auch völlig ungeübte Mütter konnten während unserer Experimente ganz furchtlos mit ihren Kindern im offenen Meer herumschwimmen — wenn Delphine dabei waren.

Um das — sogar in einem sicheren Schwimmbecken — zu erreichen, bedarf es gewöhnlich eines stundenlangen harten Trainings. Wenn Delphine anwesend waren, geschah es sofort.

3. Wasser liefert vollkommene Bedingungen für tiefen, erfrischenden Schlaf. Meerwasser ist besonders gut, seine chemischen und elektrischen Eigenschaften sind für die Entwicklung eines Kindes besonders günstig. Die Delphine verstärken diese Eigenschaften: Die Kinder schlafen noch fester, ruhen sich noch gründlicher aus, wenn die großen Tiere anwesend sind.

4. Die Delphine schauen wirklich nach den Kindern. Die Kommunikation zwischen Delphinen und Kindern scheint etwas zu sein, das Erwachsene nicht erfahren können — etwas, das tiefer ist als die Kommunikation zwischen Erwachsenen und Kindern.

5. Im körperlichen Kontakt zwischen Delphinen und Kindern war außerordentliche Vorsicht von seiten der drei Meter langen Tiere charakteristisch. Sie gingen mit großem Verständnis und

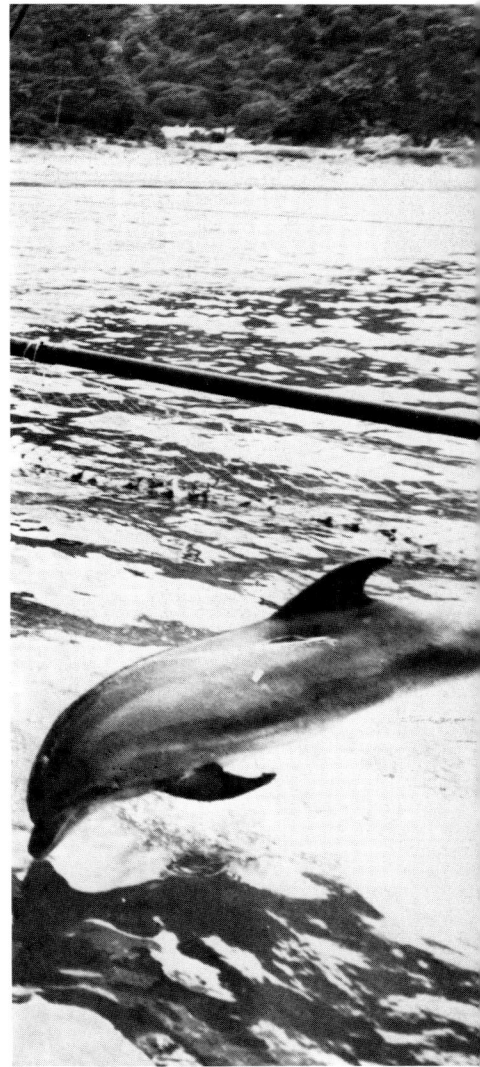

. . . innerhalb ihres sehr humanen und freundlichen Sozialsystems. Igor glaubt, daß die Delphine durch ihr sehr starkes Biofeld Krankheiten und Probleme der anderen Delphine und auch der Menschen in ihrer Nähe spüren können.

123

sehr zweckmäßigen Bewegungen mit den kleinen Menschenwesen um — so, wie es eigentlich nur eine erfahrene Mutter kann.

Diese Expedition war nur ein Anfang. Es ist durchaus möglich, daß weitere Forschungen auf diesem Gebiet zu dramatischen Veränderungen der Zustände auf der Erde führen können.

Wir sprechen von globalen Konflikten, aber es existieren auch Möglichkeiten für globale Kontakte — zwischen Mensch und Natur. Bis jetzt haben wir größtenteils gegen die Natur gekämpft, versucht, sie zu unterwerfen und zu beherrschen. Aber es gibt auch die Möglichkeit, zu verstehen, zusammenzuarbeiten und die Welt als eine Ganzheit zu sehen.

Es scheint mir, als ob ich diesen Ruf vom Meer oft höre, diesen Ruf nach Einheit und Zusammenarbeit. Jedesmal wenn ich höre, daß ein Delphin einem Menschen das Leben gerettet hat, scheint es mir, als ob ich diesen Ruf höre.

Die Delphinforschung war bislang von einem Geist der Aggressivität geprägt, einem Überlegenheitsgefühl und einem Willen, die klugen Tiere zu beherrschen. Was statt dessen vielleicht nötig wäre, ist ein Geist der Zusammenarbeit; vielleicht könnten wir am Wissen und an der Erfahrung der Delphine teilhaben. Welche Weisheit müssen die Delphine in ihren Jahrtausenden von Jahren im Meer gesammelt haben . . .

Sie behandeln unsere Kinder mit Zartheit und Sorgfalt. Vielleicht werden unsere Kinder die ersten sein, die in gleicher Weise reagieren. Lassen wir sie einen Schritt weitergehen, als wir gegangen sind. Lassen wir sie an den Erfahrungen dieser freundlichen Meeresbewohner teilhaben."*

---

* Weiteres zur Delphinforschung in: J. und A. Lilly: Der dyadische Zyklon, Sphinx Verlag, Basel 1983.

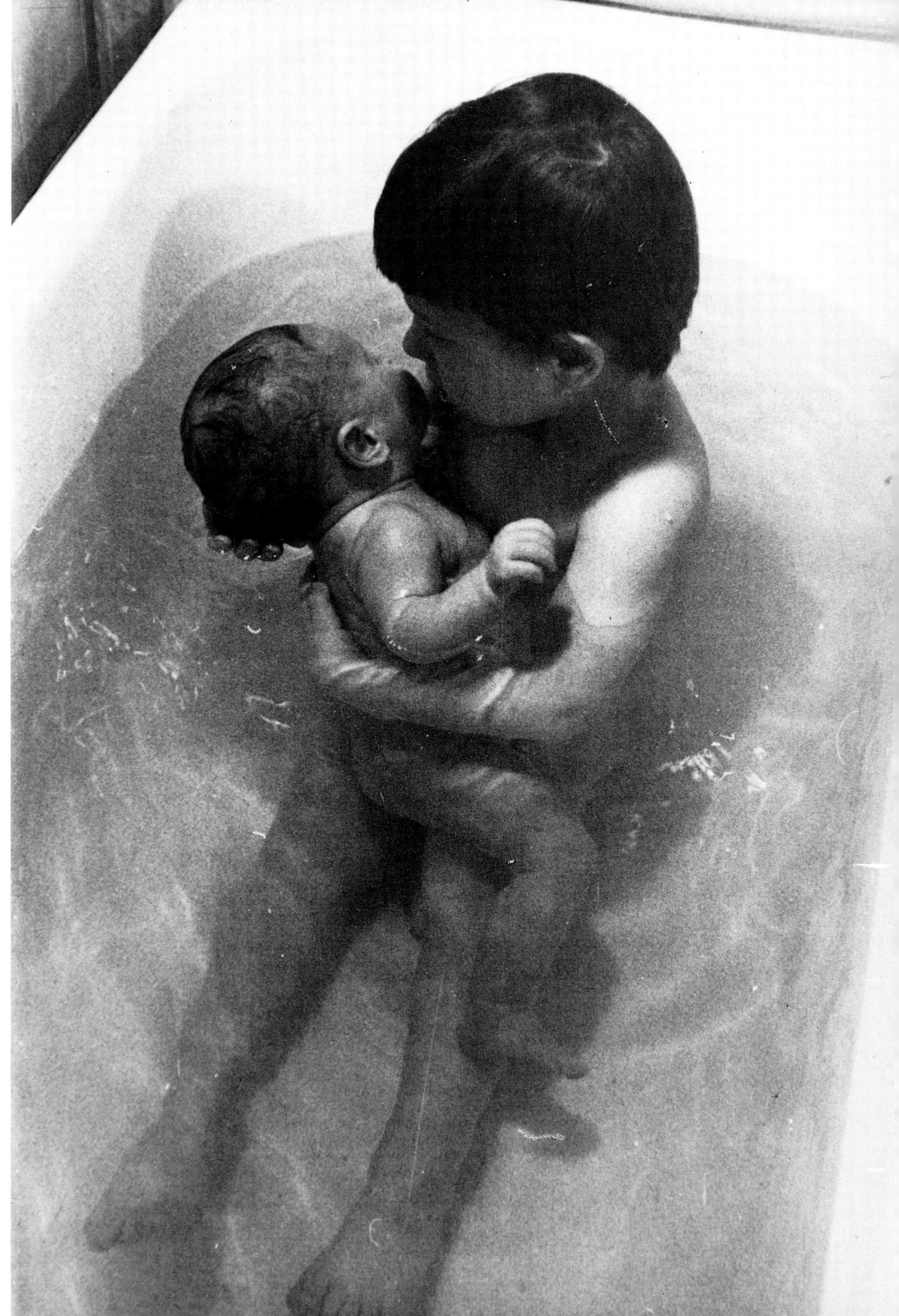

Ein älteres Kleinkind kann mit seinem neuen Geschwisterchen baden und wird oft ein ausgezeichneter Hilfslehrer beim Wassertraining.

12 . . . wie man Igors Theorien in der

Kindererziehung anwenden kann . . .

Olga und Sergej Zjolus sind Eltern, die ihre Kinder in gewissem Ausmaß nach Igor Tjarkowskijs Methoden erzogen haben. Hier beschreiben sie ihre Erfahrungen für uns:

„Als unser Sohn Nikolaj geboren wurde, beschlossen wir, ihm eine sportlich orientierte Erziehung zu geben. Ich war professionelle Schwimmerin, und mein Mann gab Unterricht im Tauchen mit Sauerstoffgerät an einer Militärakademie.

Zu Anfang hatten wir leider keine fertige Methode zur Hand, wie man die körperliche Entwicklung eines Neugeborenen fördern könnte. Als Nikolaj jedoch drei Wochen alt war, begannen wir, ihn ans Wasser zu gewöhnen. Unser erster Schritt war, mit ihm zu üben, den Atem anzuhalten. Wir spritzten ihm Wasser ins Gesicht, gossen ihm dann allmählich kleine Mengen Wasser über den Kopf und begannen schließlich mit dem Untertauchen.

Man kann kaum sagen, daß ihm das von Anfang an Spaß machte. Er fing an zu schreien, und in gewisser Hinsicht machte das die Sache leichter. Wenn er für den nächsten Schrei Atem holte, tauchten wir sein Gesicht wieder unter Wasser.

Allmählich gewöhnte sich Nikolaj an diese Übungen und reagierte weniger heftig. Wir kamen zu dem Schluß, daß sein Geschrei nicht so viel zu sagen hatte — es ist natürlich, daß ein Kind schreit, wenn es sich unbehaglich fühlt.

Wir übten mit ihm, den Atem anzuhalten, indem wir ihn immer länger unter Wasser bleiben ließen. Wir fingen mit einer halben Sekunde an und arbeiteten uns allmählich auf sieben bis zehn Sekunden herauf. Gleichzeitig verkürzten wir die Abstände zwischen den Tauchphasen.

Als Nikolaj gelernt hatte, den Atem anzuhalten, hatte er auch gelernt, von selber unter die Wasseroberfläche zu tauchen. Wir ließen ihn, soviel er wollte, in unserer Nähe unter Wasser herumschwimmen. Wir bemerkten, wie wichtig es war, engen Kontakt mit ihm zu halten — wenn einer von uns in seiner Nähe war, schien das Wasser für ihn nicht gefährlich zu sein.

Als der Sommer kam, gingen wir alle zusammen in einem See zum Schwimmen. Nikolaj saß huckepack bei einem von uns auf dem Rücken, seine Arme fest um unseren Hals geschlungen, und begleitete uns auf langen Schwimmtouren. Es machte ihm großen Spaß, wenn wir untertauchten und ein paar Züge unter Wasser schwammen.

Als Nikolaj laufen gelernt hatte, durfte er seinen Vater auf den Sportplatz zur Arbeit begleiten. Dort konnte er Körperübungen machen, ein paar Runden um das Feld rennen und das meiste, was sein Vater machte, auch ausprobieren.

Wir hatten auch zu Hause in einer Ecke der Wohnung ein paar Sportgeräte aufgebaut. Die zweieinhalb Quadratmeter, die sie einnahmen, waren gut genützter Raum. Die Kinder gewannen nicht nur an Kraft, Gesundheit und Beweglichkeit, es wurde auch ihr liebster Spielplatz. Wir bemerkten auch sofort die Wirkung auf Nikolajs Entwicklung.

Als er zwei Jahre alt war, konnte er über zwei Kilometer rennen, scheinbar ohne müde zu werden. Mit zweieinhalb konnte er an Ringen turnen und an einer Strickleiter an die Decke klettern. Sogar wenn er müde wurde, bestand er darauf, ganz allein wieder hinunterzuklettern, Mutti oder Vati durften ihm nicht helfen. Wir selbst fanden auch, daß es wichtig für ihn sei, zu lernen, mit schwierigen Situationen allein fertigzuwerden. Auf diese Weise werden die Kinder sowohl vorsichtig wie auch erfinderisch.

Wir sind darauf bedacht, unsere Kinder zu bestärken, wenn sie neue Übungen meistern; wir passen genau auf, was sie tun, und wenn sie etwas Neues schaffen, dann loben wir sie oder applaudieren. Das ist besonders wichtig, wenn ein Kind seine *Angst* vor etwas Neuem überwindet, es gibt ihm Selbstvertrauen.

Einmal kamen gute Freude mit ihren Kindern zu Besuch. Nikolaj zeigte den Kindern, was man mit den Sportgeräten machen konnte. Als er dann ganz oben unter der Decke an der Strickleiter hing, fing sein fünfjähriger Gast — doppelt so alt wie er — vor Angst an zu weinen. Als Nikolaj herunterkam, fragte ihn der kleine Junge erstaunt: ‚Hast du denn da oben keine Angst gehabt?' Nikolaj antwortete nicht einmal darauf, fing einfach an, mit etwas anderem zu spielen. Wir erkannten, daß er gar nicht verstand, was der Junge meinte.

Als Nikolaj mit drei Jahren zusammen mit seiner achtzehn Monate alten Schwester Nadja in eine Turnhalle ging, fühlten sich beide Kinder dort gleich zu Hause. Nikolaj fing sofort an, auf einer Matte Purzelbäume zu schlagen, ging dann zu komplizierteren Überschlägen über und probierte den Allzweck-Gymnastikapparat aus. Nadja bevorzugte die Sprossenwand und das Trampolin.

Das größte Vergnügen für die Kinder war jedoch das Wasser. Nikolaj konnte mit fünf Monaten (auf dem Rücken) auf dem Wasser liegen, Nadja mit vier Monaten. Im Alter von fünfzehn Monaten begann Nikolaj unter Wasser zu tauchen, und als Nadja ein Jahr alt war, konnte sie mehrere Meter unter Wasser schwimmen.

Daß Nadja raschere Fortschritte machte als Nikolaj lag daran, daß ihre Eltern inzwischen mehr Erfahrung hatten und Nikolaj zu einer Art ‚Hilfslehrer' für seine kleine Schwester wurde.

Wir fingen damals an, mit der ganzen Familie in ein wunderbares Schwimmbad zu gehen. Nikolaj, damals zwei Jahre und fünf Monate alt, fühlte sich dort bald zu Hause. Er tauchte und planschte herum wie eine kleine Robbe. Es machte ihm besonders Spaß, von den Startblöcken aus ins Wasser zu springen. Nach dem Sprung hatte er keine Eile, wieder an die Wasseroberfläche zu kommen, er schwamm unter Wasser hierhin und dorthin. Nach einer Weile kletterte Nikolaj und sein Vater auf das Dreimeterbrett. Der Vater hatte kaum vorgeschlagen, daß sie hinunterspringen sollten, da war Nikolaj weg — der Vater hatte noch nicht einmal Gelegenheit, ihn springen zu sehen.

Danach sprang Nikolaj selber immer wieder vom Sprungbrett, jedes Mal mit dem gleichen Vergnügen.

Es war nicht schwierig, ihn zu überreden, vom Fünfmeterbrett zu springen. Er kletterte ganz allein hinauf, ging nach vorn, ging in die Hocke und . . . obwohl wir damit gerechnet hatten, daß er springen würde, stockte uns doch der Atem, als der kleine Kerl (er war noch nicht einmal zweieinhalb) sich vom Rand abstieß und — langsam, langsam, wie es schien — zum Wasser hinunterfiel. Als er heraufkam, schwamm er zur Leiter und schrie: ‚Vati, ich bin geflogen! Wie ein Vogel!‘

Danach sprang er viele Male, aber dieses allererste Mal werden wir nie vergessen.

Nikolaj brauchte zwei Monate, bis er mit einem Sauerstoffgerät tauchen konnte, dann war es für die ganze Familie Zeit, ans Meer zu fahren. Das Wetter war wunderbar, als wir ankamen, das Meer war ruhig, das Wasser klar und warm. Nikolaj zog seine Schwimmflossen an, ging zum Strand hinunter und schwamm furchtlos ins Wasser hinaus. Als er von seiner ersten Begegnung mit dem Meer zurückkam, fragte er nur: ‚Warum schmeckt dieses Wasser nicht gut?‘

Als er mit seiner Tauchausrüstung mit dem Vater zusammen zum Meeresboden hinuntertauchte, war er vor Verwunderung und Faszination ganz außer sich. Überall um ihn herum schwammen Fische und krochen Krabben, und die Felsen waren von Algen und Seeanemonen bedeckt. Es war alles so interessant, daß ihm fast die Augen aus dem Kopf fielen. Einen Augenblick jagte er einen Seestern, im nächsten sammelte er so viele Muscheln auf, wie er halten konnte . . .

Nikolaj und seinem Vater gefiel es so gut auf dem Meeresbo-

130

den, daß sie völlig die Zeit vergaßen. Plötzlich bemerkte der Vater, daß Nikolaj aufgehört hatte zu spielen und zur Oberfläche hinaufschwamm. Als er aufgetaucht war, klagte er, daß die Luft in seiner Flasche schlecht sei. In Wirklichkeit war sie ausgegangen . . .

Es ist schwierig, unter Wasser auf die Zeit zu achten, wenn es so viele interessante Dinge zu sehen gibt. Nach diesem Zwischenfall wurden wir vorsichtiger. Unserer Erfahrung nach reichte eine Zweieinhalb-Liter-Sauerstoffflasche für ein zweieinhalbjähriges Kind zwölf bis fünfzehn Minuten.

Bei diesem Besuch am Meer hatte Nikolaj Gelegenheit, Delphine zu treffen. Mit seinem Vater zusammen durfte er in ihr Unterwassergehege hinein. Er durfte sie auch aus der Hand mit Fischen füttern. Die Delphine näherten sich ihm vorsichtig, schnappten die Fische aus seiner Hand und schwammen wieder davon. Die Skepsis und Unsicherheit, die Kind und Tiere zunächst gegeneinander zeigten, machten bald einer gegenseitigen Sympathie Platz.

Die Delphine zeigten sich auch an Nikolaj interessierter als an Erwachsenen. Sie waren vor kurzem fürs Fernsehen gefilmt worden, und viele Menschen waren in ihr Gehege gekommen. Das verschreckte sie so, daß sie sogar dann soweit wie möglich wegschwammen, wenn ihr Trainer ins Wasser kam, um sie zu füttern. Sie schienen vor Menschen ganz einfach Angst bekommen zu haben.

Aber dann durfte Nikolaj sie besuchen. Er schwamm mit einem Fisch in der Hand mitten in ihr Gehege hinein, und siehe da — die drei Meter langen Tiere schwammen zu dem Jungen heran, nahmen den Fisch aus seiner Hand und fingen an, um ihn herum zu schwimmen. Der Kontakt war wieder hergestellt: Die Delphine spürten deutlich die offene und vertrauensvolle Haltung des Kindes.

Manchmal gingen Nikolaj und Nadja tagsüber zusammen zum Schwimmen. Nadja, die damals sechzehn Monate alt war, freundete sich bald mit dem Meer an und kam wunderbar damit zurecht. Sie liebte es, allein am Strand zu spielen, begleitete Ni-

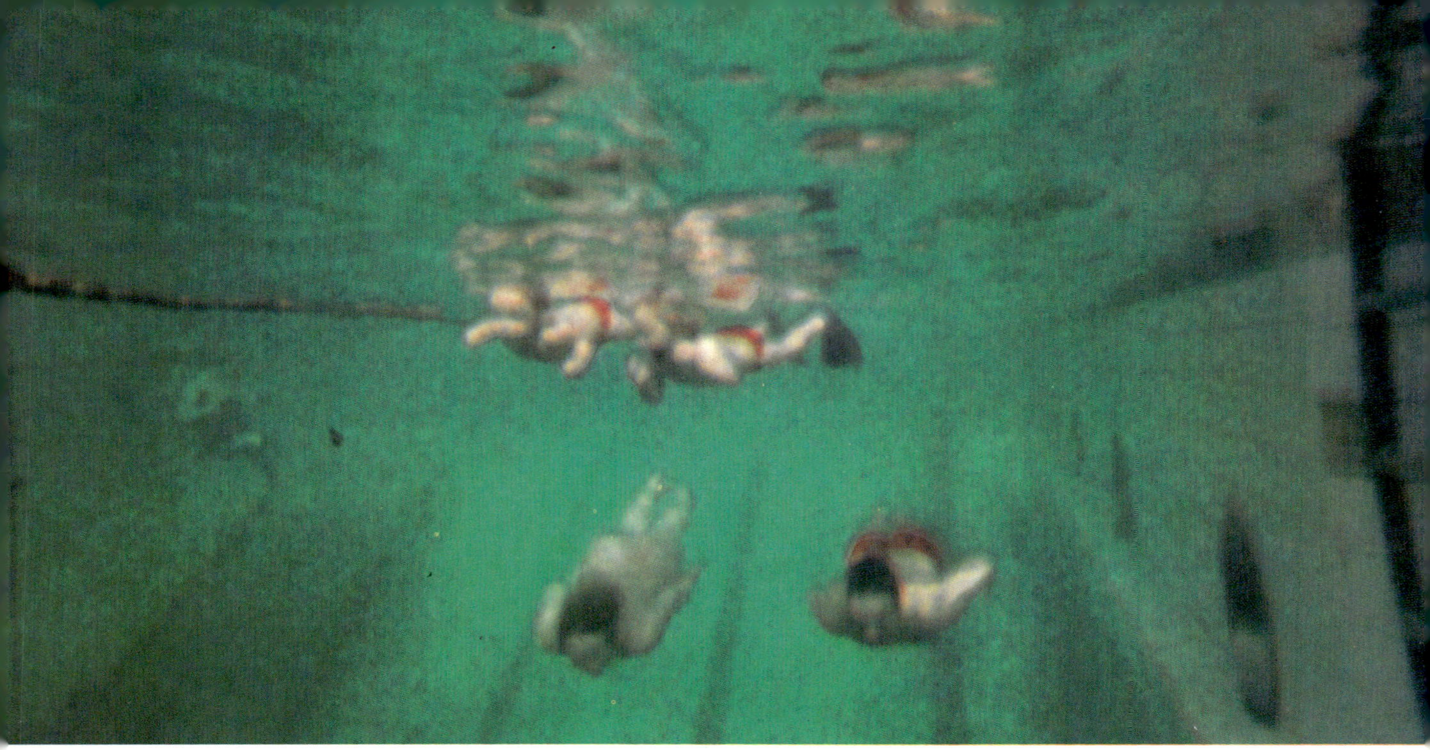

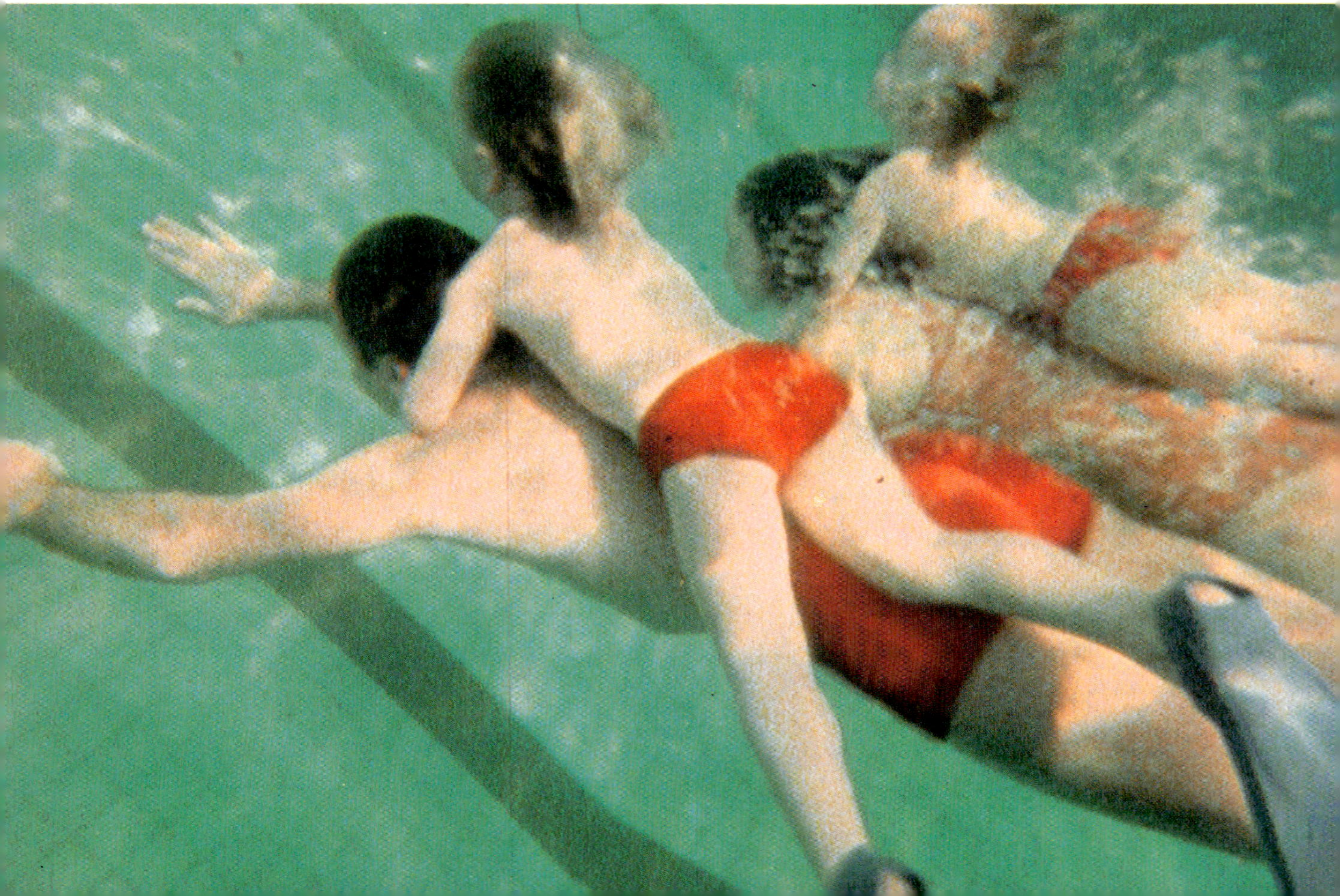

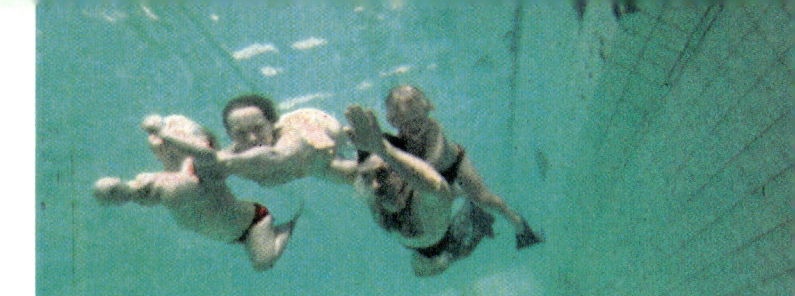

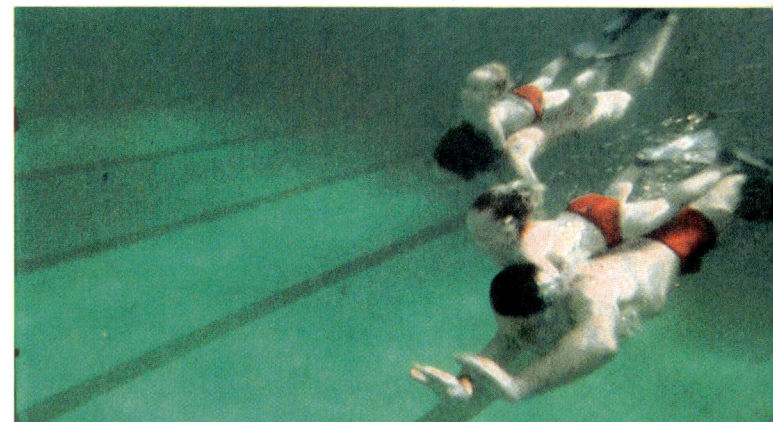

Die ganze Familie Zjolus schwimmt und taucht gern. Hier sehen wir sie zusammen durch das Becken schwimmen. Manchmal schwimmen Nikolaj und Nadja selber, mit Flossen, um mehr Geschwindigkeit zu kriegen, manchmal reiten sie huckepack auf dem Rücken der Eltern — unter der Wasseroberfläche genauso wie oberhalb.

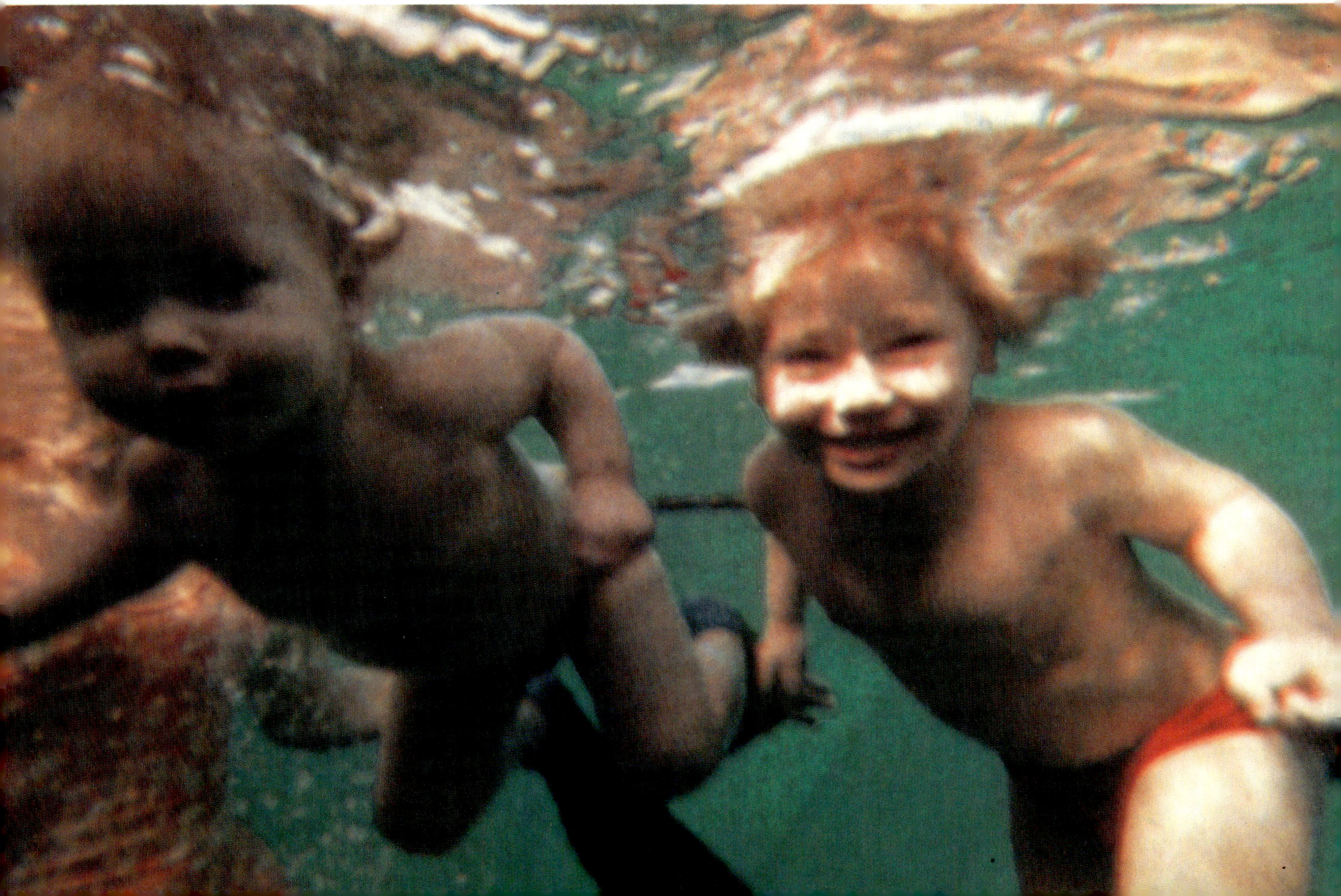

kolaj aber auch gern auf langen Schwimmtouren. Sie lag dann auf dem Rücken auf dem Wasser und Nikolaj zog sie zehn oder zwanzig Meter vom Strand hinaus. Während er zum Boden hinuntertauchte, lag sie meistens auf dem Rücken oben auf dem Wasser. Manchmal drehte sie sich um und schwamm ein paar Züge, dann ruhte sie sich wieder auf dem Rücken aus. Wenn Nikolaj fertig getaucht hatte, zog er sie wieder ans Ufer zurück, und sie lagen beide in der Sonne und ließen sich trocknen.

Einmal gab es hohe Wellen, und Nikolaj schwamm mit seiner Mutter hundertfünfzig Meter vom Ufer hinaus, um in den Wellen zu spielen. Er hatte einen aufblasbaren Gummiring um. Sie spielten eine halbe Stunde lang in den Wellen, und dann war es Zeit, zurückzuschwimmen. Inzwischen hatte sich allerdings der Wind gedreht und wehte vom Ufer weg. Er blies so stark, daß die Wellen weiße Schaumkronen hatten, und Nikolaj und seine Mutter aufs Meer hinausgetrieben wurden.

Die Mutter sagte zu Nikolaj, daß er selber zum Strand zurückschwimmen mußte, sie konnte ihn nicht ziehen. Er gab ihr seinen Gummiring und fing an, an Land zu schwimmen. Es war ziemlich schwer, und ab und zu drehte er sich auf den Rücken, um auszuruhen, hörte aber auch dann nicht auf zu paddeln.

Sie brauchten fast eine Stunde, bis sie wieder an Land waren.

Wir hatten mit den Kindern eine wunderbare Zeit am Meer. Allzu früh war es Zeit, nach Moskau zurückzukehren. Zu Hause nahmen wir sofort das Training im Schwimmbad wieder auf.

Als Nadja zwanzig Monate alt war, konnte sie fünfhundert Meter in einem Stück schwimmen. Wir fingen auch an, die Kinder mit uns auf den Sportplatz zu nehmen, wo sie rennen, springen, klettern und verschiedene Arten von Gymnastikgeräten ausprobieren konnten, manche kannten sie schon von der ‚Sportecke‘ zu Hause. Die Kinder beobachteten interessiert, was die Sportler machten, und sie merkten sich die Übungen, die wir selber durchführten.

Den Herbst über gingen wir zwei- bis dreimal die Woche ins Schwimmbad, zu Hause gab es täglich Gymnastik und Übungen mit den Geräten.

Es war für Nadja und Nikolaj auch Zeit, in den Kindergarten zu gehen. Der dreijährige Nikolaj und die anderthalbjährige Nadja waren die Jüngsten in ihren Gruppen, aber sie hatten keinerlei Schwierigkeiten mit der Eingewöhnung und nahmen mit großem Eifer an den Aktivitäten der anderen Kinder teil.

Eines Tages kam im Schwimmbad eine junge Mutter auf uns zu und fragte, ob es zu spät wäre, ihrem Kind Schwimmen beizubringen — es war anderthalb Jahre alt. Und wenn nicht, wie sie anfangen sollte?

Wir sind überzeugt, daß es nie zu spät ist. Je früher man anfängt, desto besser ist es allerdings für Kind und Eltern.''

13 . . . Hydrochirurgie —

Zukunftsvisionen? . . .

Igor, du sagst, Wasser hat so fantastische Eigenschaften, es verringert den Energieverbrauch des Organismus und ist ein guter Leiter für Bioenergie. Dieses rapide Wachstum, dieses enorme Entwicklungspotential — kann man all das nicht auch auf anderen Gebieten praktisch verwerten?

,,Doch, ich bin sicher, daß man das kann. Ich habe auf anderen Gebieten kein technisches Wissen, aber ich bin sicher, daß andere Experten, die sich mit meinen Ergebnissen auseinandersetzen, viele Antworten auf diese Fragen finden können.

Ein Bauer zum Beispiel: Ich bin sicher, daß Wassertraining für die Schweineaufzucht nützlich sein könnte. Im Wasser aufgezogene Schweine werden wahrscheinlich größer und entwickeln sich schneller. Aber wie gesagt, ich weiß zu wenig von Landwirtschaft, um genau sagen zu können, wie meine Entdeckungen sich anwenden ließen.

Ich weiß mehr über Medizin und auf diesem Gebiet habe ich einige Ideen. Erwachsene könnten im Wasser in gleicher Weise behandelt werden, wie ich Frühgeborene und behinderte Neugeborene behandelt habe. Sogar Operationen könnten im Wasser durchgeführt werden.

Ich will dir von einem Experiment erzählen, daß ich ehrlich nicht geplant hatte: Mir ist eines Tages eine Kiste mit neugeborenen Tierbabies auf den Boden gefallen. Sie erlitten offensichtlich schwere Verletzungen, schienen halb tot zu sein.

Also, ich ließ die Hälfte der Tierbabies in der Kiste und kippte die andere Hälfte vorsichtig in ein Wasserbecken. Die Tiere, die im Wasser liegen durften, überlebten, die anderen starben.

Der Grund dafür ist natürlich, daß die Schwerelosigkeit im Wasser den Bedarf an Sauerstoff und Energie verringert, so daß die Körperenergie mehr für die Heilung der Verletzungen benutzt werden kann.

Dieses Wissen könnte in der Medizin ausgenutzt werden. Denk bloß mal: Was machen wir mit jemand, der einen schweren Unfall hatte? Erst tragen wir ihn auf einer wackelnden Bahre, dann rütteln wir ihn in einem Ambulanzwagen ins Krankenhaus. Seine Verletzungen werden dabei nur schlimmer.

Statt dessen könnte man den Verletzten in einer Wanne mit Wasser transportieren, oder in einem flexiblen Wassersack, wenn das praktischer ist. Die Einzelheiten kann man immer noch diskutieren: die Form der Wanne, ob die verletzte Person gestützt werden sollte, damit das Gesicht über Wasser bleibt, oder ob sie eine Sauerstoffmaske bekommt, und so weiter. Wichtig ist, daß man die Fähigkeit des Wassers, den Körper zu tragen und zu schützen und den Sauerstoffverbrauch zu verringern, so weit wie möglich ausnützt.

Transport und Behandlung im Wasser könnte auch für den Patienten mit schweren Atem- und Kreislaufproblemen von großer Bedeutung sein, Herz- und Lungenkrankheiten, Infarkt und so weiter.

Die Sauerstoffzufuhr ist auch bei bestimmten schweren Operationen ein Problem. Eine Lösung könnte sicherlich die ,Hydrochirurgie' sein — Operationen im oder unter Wasser.

Es gibt verschiedene Möglichkeiten. Eine ist, die zu operierende Fläche aus dem Wasser herauszuheben, während der Rest des Körpers im Wasser bleibt. Eine andere ist, den ganzen Körper unter Wasser zu lassen und die Operation auch unter Wasser auszuführen!

Kann man unter Wasser für eine Operation genügend sehen,

besonders wenn das Wasser sich mit Blut vermischt? Das könnte eine Schwierigkeit darstellen, aber man kann fließendes Wasser verwenden, das sich immer erneuert. Das wäre dann an sich schon ein Vorteil der Hydrochirurgie vor der herkömmlichen, in der die Wunde immer mehr oder weniger verschmiert ist, egal wie oft man sie reinigt und die Adern abklemmt. Jeder, der sich einmal im Meer an einer Muschelschale geschnitten hat, weiß, wie deutlich die Wunde durch das Wasser zu sehen ist, wie das Blut immer weggewaschen wird.

Ein weiterer Vorteil der Hydrochirurgie ist der, daß das operierte Organ im Wasser nicht zusammenfällt und deformiert wird, sondern sein Volumen beibehält.

Natürlich ist mir bewußt, daß die Hydrochirurgie in ihrem Entwicklungsstadium auf viele Schwierigkeiten stoßen wird. Aber diese Schwierigkeiten sind nicht komplizierter als tausend andere, die die medizinische Technologie schon gelöst hat. Ich bin überzeugt, daß Hydrochirurgie in der Zukunft von großem Wert für uns sein wird.

Ein Beispiel dafür, wie Probleme gelöst werden können, ist die Tatsache, daß wir — sowohl in der Sowjetunion wie auch in anderen Ländern — bereits Babies unter Wasser zur Welt bringen. Das war noch vor gar nicht so langer Zeit völlig undenkbar!''

14 . . . ein Schlüssel

für die Zukunft . . .

Während der letzten paar Jahrzehnte sind die Erdbewohner in zunehmendem Maße mit Fragen über die Zukunft, über die weitere Entwicklung konfrontiert worden'', sagt Igor.

,,Früher wurden Propheten, die düstere Vorhersagen über die Zukunft machten, als geistesgestört abgetan. Heute schauen immer mehr Menschen mit Pessimismus in die Zukunft. Wir haben erkannt, daß die Zukunft der Welt etwas ist, das uns alle angeht, das wir nicht auf ein vages Morgen abschieben oder einfach den Machthabern überlassen können.

Um die komplexen Probleme zu lösen, denen sich die Menschheit heute gegenüber sieht, werden alle Energien gebraucht. Aber können wir denn *größere* Energien sammeln? Das ist die Frage, der ich die letzten zwanzig Jahre meines Lebens gewidmet habe.

Anthropologen sagen, daß die Entwicklung des menschlichen Gehirns viele tausend Jahre lang stillgestanden hat. Man bedenke die Möglichkeiten, die sich jedem von uns eröffnen würden, wenn das Potential des Gehirns erweitert würde, wenn zukünftige Generationen besser befähigt wären, mit schwierigen Problemen fertigzuwerden.

Ich spreche oft von einer ,evolutionären Sackgasse'. Ich meine damit die harte Tatsache, daß die Art, wie die Landtiere ihre

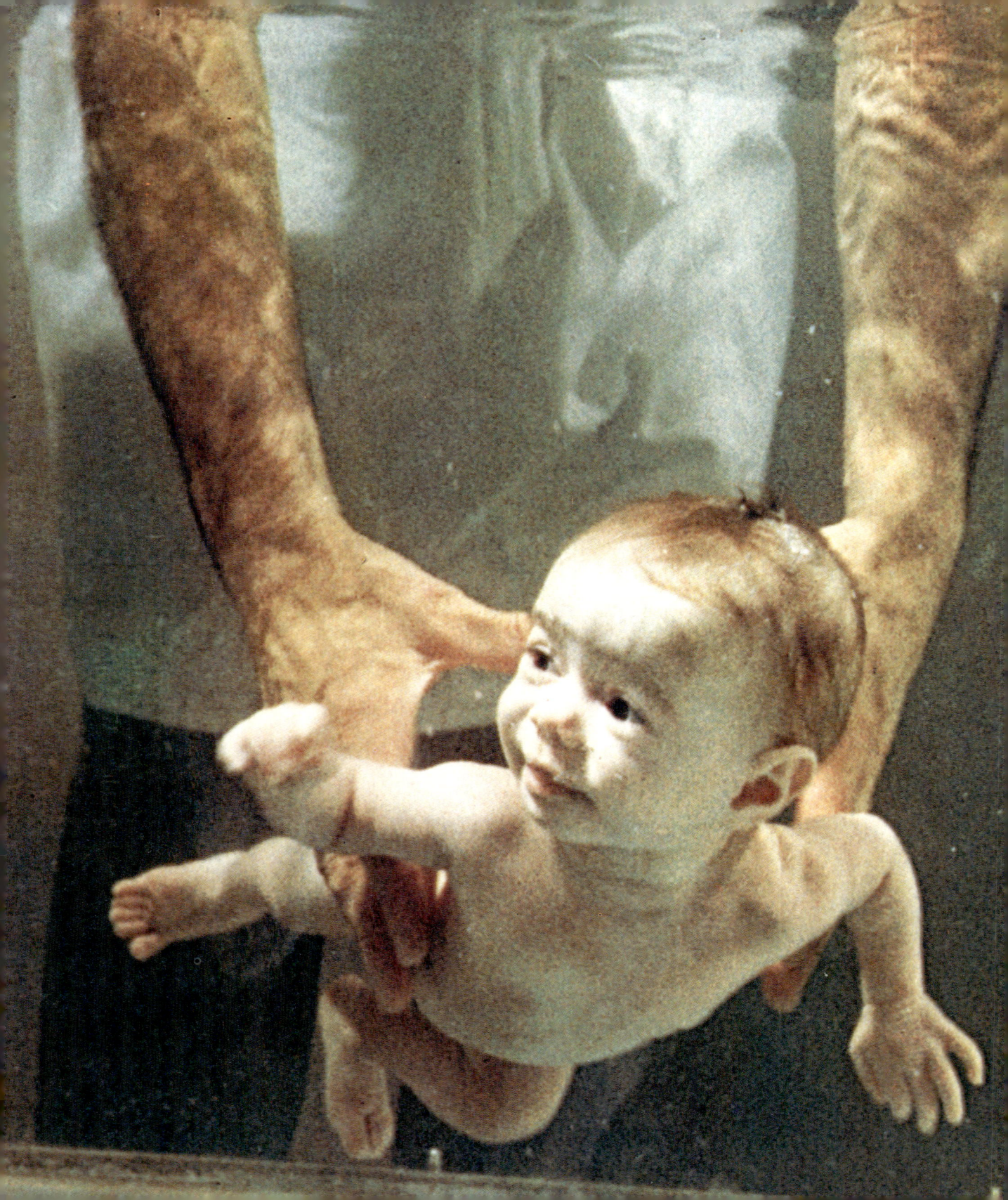

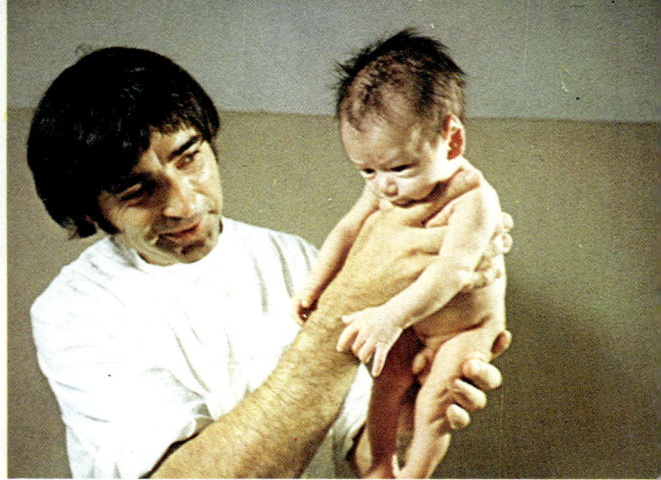

Das Neugeborene, hilflos und wackelig, wenn es in der Luft gehalten wird und der Schwerkraft ausgesetzt ist. Im Wasser hat es jedoch seine volle Mobilität, macht präzise und sinnvolle Bewegungen und braucht keine Unterstützung für den Kopf. Im Wasser kann es seine Umgebung erforschen und seine Fähigkeiten erproben — alles, was es dabei braucht, ist eine kleine Liebkosung, ein wenig Führung von der Hand eines Erwachsenen.

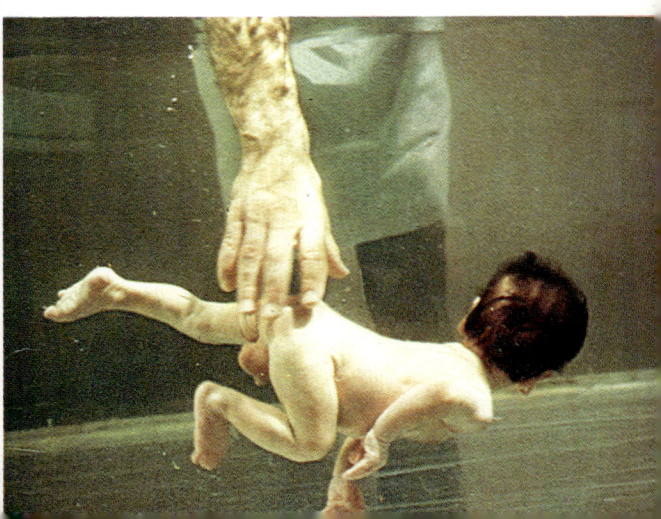

Kinder gebären — ein abrupter Schritt aus einer Existenz im Wasser des Mutterleibes in ein Leben, das der Schwerkraft unterworfen ist —, der Kapazität des Gehirns feste Grenzen setzt.

Nur die stärksten und gröbsten Gehirnfunktionen überstehen das Geburtsstadium. Die sensibleren und wertvolleren Funktionen werden zerstört. Wenn die Kräfte des Organismus gleich nach der Geburt ungenügend sind und der Körper sparen muß, dann tut er dies, indem er Kraft aus dem Gehirn abzieht — aus seiner Kapazität und seinem Potential der Entwicklung. Das klingt absurd, aber es ist so.

Kann unter diesen Umständen die Rede davon sein, daß wir Potential für die Weiterentwicklung zur Verfügung haben?

Dies ist das Gebiet, auf das ich mich in meiner Forschung konzentriert habe. Ich habe versucht, Wege aufzuzeigen, die uns aus dieser Sackgasse bringen können. Meine Lösungen lassen sich jedoch nicht innerhalb der Grenzen herkömmlichen Denkens oder herkömmlicher Studienfächer fassen. Es bedarf einer neuen Art des Denkens, und das ist leichter gesagt als getan.

Ich hatte zu Anfang auch große Schwierigkeiten damit, Tatsachen zu akzeptieren, die nicht in das Weltbild paßten, mit dem ich — wie alle anderen Menschen — aufgewachsen bin. Ich mußte mich oft zurückhalten, um nicht objektive, berechnete Ergebnisse zu verwerfen. Ich *wollte* sie nicht akzeptieren, denn sie standen nicht nur im Widerspruch zu gegenwärtigen wissenschaftlichen Meinungen, sondern auch zu dem, was man als ‚gesunden Menschenverstand' bezeichnet.

Ich kam nur mit größten Schwierigkeiten allmählich dahinter, daß ‚gesunder Menschenverstand' oft nichts anderes als eine kollektive Täuschung ist und daß wir in dieser Zeit weltweiter Probleme und sehr hoch entwickelter Technologie dazu neigen, einfache und sehr augenfällige Wahrheiten nicht zu beachten.

Wir haben zum Beispiel die Möglichkeit, daß Menschen sich an ein Leben im Wasser gewöhnen könnten, vollkommen aus unserem Bewußtsein gestrichen. Es wird als grundsätzliche Tatsache betrachtet, daß Menschen dies nicht können. Kein Wissenschaftler hat sich je die Mühe gemacht, zu hinterfragen, ob

144

es wirklich unmöglich ist. Da es als Grundtatsache gilt, *wollen* die Wissenschaftler Tausende von Tatsachen nicht bemerken, die klar zeigen, daß es nicht nur möglich ist, sondern für die Entwicklung unseres körperlichen und geistigen Potentials wesentlich.

Ich habe Berichte und Zahlen aus unseren Experimenten mit Tieren, die deutlich zeigen, daß das Wasser Tiere gesünder, stärker, intelligenter und langlebiger macht. Die Auswirkungen auf den Menschen sind dieselben, wenn man auch Tierergebnisse nie direkt auf den Menschen übertragen kann. Ich habe nicht die Gelegenheit gehabt, mit Wasserbabys ähnlich ausführliche Studien zu betreiben.

Ich hatte auch nicht das Gefühl, daß das nötig ist. Ich habe meine Arbeit als eine Art Entdeckungsreise oder Bergtour betrachtet. Beim ersten Mal besteigt man einen Berg, um zu zeigen, daß es möglich ist, beim zweiten Mal kann man dann anfangen, die Einzelheiten zu studieren.

Manche Leute haben sich gefragt, wie diese Wasserkinder wohl sein werden, wenn sie erwachsen sind. Werden ihre Eltern sich neben ihnen seltsam fühlen? Werden sie Gefühle und Einsichten haben, zu denen wir anderen keinen Zugang haben?

All das ist möglich. Die Wasserkinder haben einen besseren Start ins Leben gehabt als wir andern. Vielleicht wissen und verstehen sie Dinge, die wir nicht begreifen können, die sie uns nicht erklären können. Vermutlich sind sie uns von Anfang an einen Schritt voraus, und wir werden sie nie einholen können.

Was meine eigene Tochter Veta betrifft, so zeigt sie eine Unabhängigkeit, die ich auf ihr frühes Leben im Wasser zurückführe. Sie ist es gewohnt, zu tun, was sie will, und findet es schwierig, sich Regeln und Anweisungen zu unterwerfen. Als sie anfing, mit einem Trainer zu schwimmen, konnte sie die Eintönigkeit seelisch nicht aushalten. Wenn sie eine Viertelstunde lang den Anweisungen gefolgt war, hatte sie genug. Sie kann nur mit großer Mühe eine dreiviertelstündige Vorlesung lang stillsitzen, und sie ist nicht bereit, sich an ihre Kollegen anzupassen, nur um den Frieden zu wahren.

Unabhängigkeit und Initiative sind auch die Eigenschaften, die in französischen Untersuchungen über die Entwicklung der Leboyer-Kinder herausgestellt wurden. In Köln haben Forscher Untersuchungen mit Vier- bis Sechsjährigen angestellt, die in frühem Alter zu schwimmen begannen, und sie mit einer Gruppe von anderen Kindern verglichen.

Die Schwimmer entwickelten sich sehr viel schneller als die Nichtschwimmer. Die Forscher untersuchen nun, was dafür die direkten Ursachen sein können. Was auch immer diese Ursachen sind, es ist offensichtlich, daß die Schwimmkinder, obwohl sie nur eine Stunde pro Woche trainiert wurden, größere Unabhängigkeit, bessere Konzentration und Präzision und höhere Intelligenz zeigen und mit neuen Situationen besser fertigwerden können.

Ihre motorischen und sozialen Fähigkeiten waren denen ihrer Gleichaltrigen ebenfalls überlegen.

Meine Kollegen und ich sind auch der Meinung, daß Wasserkinder starke übersinnliche Fähigkeiten haben — Anlagen zu Hellsichtigkeit, Telepathie und Telekinese. Daran ist auch eigentlich nichts Ungewöhnliches, wenn man davon ausgeht, daß solche Fähigkeiten zu den sensiblen Gehirnfunktionen gehören, die bei der Geburt unterbrochen werden.

,Haben Sie bewiesen, daß sie diese Fähigkeiten haben?' fragen meine Gegner. Meine Antwort ist, daß es den herkömmlichen Wissenschaftlern kaum jemals gelungen ist, zu beweisen, daß es solche Fähigkeiten überhaupt gibt, auch bei Erwachsenen nicht. Das sagt jedoch mehr über den Zustand der Wissenschaft aus als über die Parapsychologie. Wir haben ganz einfach noch nicht die Methoden und Techniken entdeckt, derer es bedarf, um diese Seite der menschlichen Entwicklung messen zu können.''

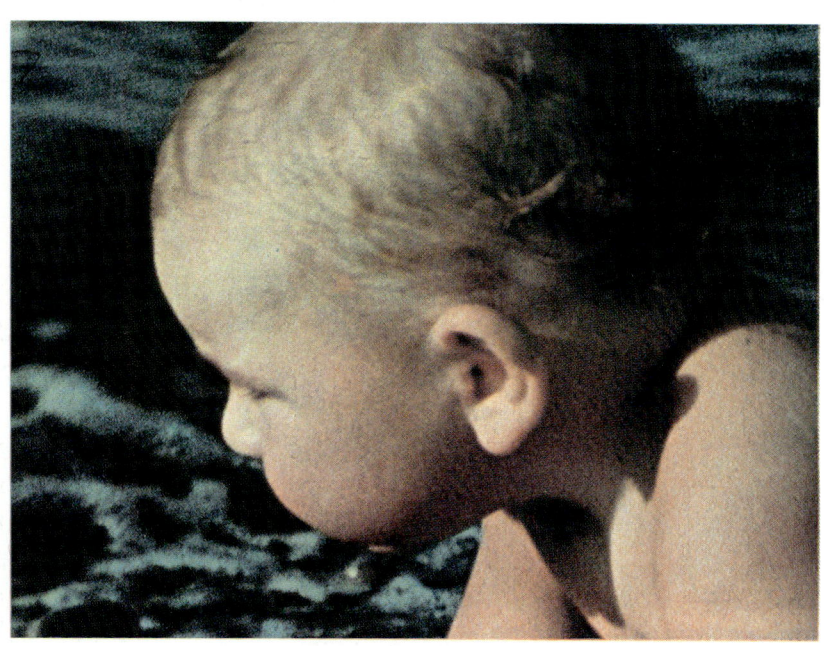

Igor Tjarkovskij glaubt, daß ein wassergewöhntes Kind einen besseren Start ins Leben hat als wir anderen. Und ein besserer Start ins Leben heißt ein besserer Start in die Zukunft.

15

... drei Stimmen aus Schweden zu Igor Tjarkovskij ...

Kent Ake Henricson, Kinderarzt:

,,Niemand, der Igor Tjarkovskij begegnet, kann von der Begeisterung, mit der er bei seiner Arbeit ist, von der Ruhe und dem Vertrauen, die er ausstrahlt, unbeeinflußt bleiben. Ich betrachte es als Privileg, daß ich ihn treffen und mit seiner Arbeit bekannt werden konnte'', sagt Kent Ake Henricson, ein schwedischer Arzt, der den sowjetischen Forscher Igor Tjarkovskij getroffen und beim Wassertraining und akrobatischen Übungen mit Kindern beobachtet hat.

,,Meine Ansichten über Igors Arbeit in einem Buch über ihn darzulegen ist eine interessante und aufregende Aufgabe für mich. Aber es ist nicht leicht. Was er zu sagen hat, ist faszinierend, aber es wirft vieles um, was ich als schwedischer Arzt gelernt habe. Es ist schwierig, Igors Arbeit so zu kommentieren, daß es ihm gerecht wird, auch wenn ich versucht habe, das Material kritisch zu lesen.''

Kent Ake Henricson ist Assistenzarzt an einer Kinderklinik in Halmstad, Schweden. Geburtshilfe, vom gynäkologischen Standpunkt betrachtet, ist nicht sein Fachgebiet, aber er arbeitet mit Kindern jeden Alters, von Neugeborenen an.

,,Ich bin überzeugt, daß es aus vielen der von Igor Tjarkovskij beschriebenen Gründe für Säuglinge und Kinder günstig sein kann, Zeit im Wasser zu verbringen, auch wenn ich keine Gelegenheit hatte, sein fortgeschritteneres Wassertraining zu beobachten.

Diese Kinder entwickeln sich schneller, haben größere, stärkere und besser gebaute Körper und sind besser dafür gerüstet, mit körperlichen Anstrengungen fertigzuwerden. Ich hatte Gelegenheit, ein fünfmonatiges Kind zu untersuchen, dessen feine und grobe motorische Fähigkeiten (Fähigkeiten zur Ausführung kleiner und großer Bewegungen) denen eines neunmonatigen Kindes gleichkamen.

Im Westen beginnt man der Tatsache, daß Säuglinge schon von frühestem Alter an das Bedürfnis haben, sich umherzubewegen, mehr und mehr Aufmerksamkeit zu schenken. Vor kurzem wurde zum Beispiel auf einem Weltkongreß für Körpertherapie ein physisches Trainingsprogramm für Kinder zwischen vier und neun Jahren vorgestellt.

Ich gebe Igor vollkommen recht in seiner Behauptung, daß es für Neugeborene von großem Wert ist, wenn sie sich umdrehen, tauchen, auf dem Bauch liegen und ihre Glieder gebrauchen können, anstatt flach auf dem Rücken in einem Korb zu liegen. Das allein muß schon eine verbesserte Entwicklung bewirken.

Man muß jedoch im Auge behalten, daß Igor Tjarkovskij in einem Land lebt und arbeitet, wo es viel weniger üblich ist, daß Neugeborene ihren Körper frei bewegen können. Es ist in der Sowjetunion noch immer allgemein üblich, Babys in Steckkissen zu verpacken, ein Brauch, der sie für mehrere Monate zu hilflosen Bündeln macht. Das macht es uns schwierig, Igors Arbeit gerecht zu beurteilen: Sein Ausgangspunkt und seine Traditionen sind nicht die unsrigen.

In der Sowjetunion herrschen in der Entbindungshilfe und Kinderpflege andere Zustände und in vieler Hinsicht auch andere Maßstäbe als im Westen. Dies ist ein Faktor, der zu berücksichtigen ist, wenn man die Risiken einer Unterwassergeburt ohne die hochspezialisierten technischen Mittel, die wir zu Kontrolle und Intervention zur Verfügung haben, beurteilen will.

In der Sowjetunion sind die Methoden und Normen der Kindererziehung (eigentlich die ganze Einstellung zu Kindern) sehr verschieden von den unseren. Und schließlich und endlich ist die ganze wissenschaftliche Tradition in der Sowjetunion anders als die unsere.

Im Westen folgt die wissenschaftliche Arbeit gewissen Regeln. Forscher beschreiben zuerst ihre Methoden und Materialien. Dann legen sie ihre Befunde dar, die diskutiert werden, bevor eine Zusammenfassung präsentiert wird. Während der Forschungsarbeit werden außerdem Berichte über die laufende Arbeit publiziert. Damit eine wissenschaftliche Arbeit angenommen wird, muß sie so genau dargelegt werden, daß andere die Experimente wiederholen und dieselben Ergebnisse erzielen können.

Aus der Sowjetunion bekommen wir solche Berichte nie. Es ist deshalb schwierig, ihre Entdeckungen mit unseren eigenen zu vergleichen. Igors Bericht über seine vieljährige Arbeit ist deshalb, von diesem Standpunkt aus betrachtet, ziemlich unzureichend.

Es ist schade, daß seine Ergebnisse nicht besser untermauert sind, besonders da wir sehr wenig Vergleichbares haben. Nebenbei gesagt würden viele der Experimente, die er mit Kindern unternommen hat, von schwedischen Ärzten als unethisch und undurchführbar betrachtet werden.

Zusammenfassend würde ich sagen, daß schwierig zu entscheiden ist, was man von dem, was Igor hier präsentiert, annehmen und was ablehnen soll. Wir wissen mit Sicherheit, daß manche seiner Behauptungen unrichtig sind, zum Beispiel seine Behauptung über den Sauerstoffverbrauch von Neugeborenen. In anderen Zusammenhängen ist seine Wortwahl unkorrekt. Er spricht zum Beispiel von ‚Frühgeborenen' — das ist ein weites Konzept, das mehrere verschiedene Arten von Entwicklungsstörungen einschließt.

Igor Tjarkovskij hat vermutlich ein unzureichendes biologisches Hintergrundwissen, oder besser gesagt, eine Ausbildung, die die Betonung auf andere Wissensgebiete legt als unsere. Dies sind Faktoren, die es oft schwierig machen, zu akzeptieren, was er präsentiert.

Kaum hat man ihn jedoch bei einem Irrtum ertappt, da kommt er mit einer Behauptung daher, die einen unsicher macht: Es ist unmöglich, zu sagen, ob sie richtig oder falsch ist. Der menschliche Körper und seine Funktionen sind noch nicht voll erfaßt; es werden ständig neue Substanzen und Prozesse entdeckt.

Hinsichtlich des großen Teils von Igors Arbeit, der mit parapsychologischem Denken zu tun hat, behalte ich mir eine skeptische Haltung vor. Mein Hintergrund und meine Ausbildung qualifizieren mich nicht dafür, zu irgend etwas anderem als dem Säuglingstraining eine Meinung zum Ausdruck zu bringen. Was die anderen vermeintlich positiven Auswirkungen angeht, kann uns nur die Zukunft eine Antwort geben und vielleicht auch die Forschung, die unter anderem in den Vereinigten Staaten und in der Bundesrepublik auf diesem Gebiet durchgeführt wird.

Andererseits finde ich nicht, daß die parapsychologischen und kosmischen Dimensionen notwendig sind, um Igors Wassertrainingsprogramm zu schätzen. Die kritischen Standpunkte, die ich zum Ausdruck gebracht habe, sollen in keiner Weise den Wert von Igor Tjarkovskijs einzigartigen und originalen Beiträgen zu unserem Wissen über kindliche Entwicklung mindern. Ich bin überzeugt, daß Wassertraining für Kinder positiv ist, wenn ich auch, wie Igor, mit dieser Behauptung übler Nachrede ausgesetzt war: ,Was soll das denn für einen Sinn haben, Menschen im Wasser? Schließlich sind wir ja Landtiere . . .' und so weiter.

Auch wenn ich persönlich nicht bereit bin, schwache Neugeborene im Wassertank zu behandeln (noch vermutlich sonst irgendein schwedischer Arzt), so muß ich doch darauf hinweisen, daß hier in Schweden Körpertherapeuten mit älteren körperbehinderten Kindern sehr viel im Wasser arbeiten. Ihre Erfahrungen geben Igor vollkommen recht. Wassertraining kann bei schwachen und behinderten Kindern Wunder bewirken, sowohl für ihre Beweglichkeit wie auch für ihr Selbstvertrauen.''

Lars Redvall, Gynäkologe:

,,Die von Igor Tjarkovskij dargestellten Ideen sind in vieler Hinsicht faszinierend und wertvoll. Viele seiner Gedanken entstammen jedoch einem kulturellen Hintergrund, der von unserem sehr verschieden ist, und das macht es schwierig, einen Standpunkt zu beziehen.''

Dies meint Lars Redvall, stellvertretender Oberarzt an der Frauenklinik des Allgemeinen Krankenhauses von Mölndal.

,,Zum größten Teil sympathisiere ich mit Igor Tjarkovskijs Einstellungen zur Geburt — er präsentiert viele wertvolle Standpunkte. Es ist für Frauen zweifellos entspannend und wohltuend, im Wasser zu entbinden, wenn sie seelisch darauf vorbereitet sind und der ganzen Idee positiv gegenüberstehen.

Die Entbindungshaltungen, die die Ärzte seit dem 19. Jahrhundert empfohlen haben, sind physiologisch absurd und unglaublich unbequem. Nur der festverwurzelte Glaube an die Autorität hat Frauen dazu gebracht, sich diesen Regeln zu unterwerfen. Heute ist davon jedoch nicht mehr viel übrig. Heute benutzen die Frauen das Entbindungsbett auf außerordentlich undogmatische Weise: stützen sich mit Kissen in verschiedene Stellungen zurecht, liegen auf dem Bauch oder auf allen Vieren. Eine Wanne oder ein großes Wasserbecken wäre ein vorstellbarer Beitrag zu einer modernen Entbindung.

Ich glaube, wie Igor Tjarkovskij, daß die Infektionsgefahr für eine Unterwasserentbindung kein Problem darstellen sollte — solange die Frau nur ihren eigenen Bakterien ausgesetzt ist. In einem Krankenhaus könnte die Situation anders sein, es gibt schon Probleme mit der gelegentlichen ,freien Infektion'. Institutionalisierte, serienmäßige Entbindungen unter Wasser sind offensichtlich nicht empfehlenswert.

Ich möchte nicht den Eindruck eines pessimistischen Gegners erwecken. Trotz meines positiven Interesses möchte ich jedoch einige Stellen des Buches aufgreifen, wo Igor Tjarkovskij uns Tatsachen präsentiert, die mit dem Wissen, das ich aus Büchern oder aus der Erfahrung gewonnen habe, kollidieren.

Er verwendet sehr viel Zeit darauf, über die Veränderungen der Zellaktivität zu sprechen, die stattfinden, wenn der Körper unter Wasser und von der Schwerkraft befreit ist. Zum einen haben diese Veränderungen keinen bemerkenswerten Einfluß auf die inneren Organe. Die Druckverhältnisse in der Bauchhöhle und um das Gehirn herum verändern sich nicht nennenswert — diese Organe liegen immer in Flüssigkeit. Zum andern sind weder der Sauerstoff- noch der Energieverbrauch in größerem Maße von Schwerelosigkeit beeinflußt, wie Experimente mit Astronauten gezeigt haben.

Igors Beschreibung, wie er stundenlang bewußtlos auf dem Wasser schwamm, ist auch, gelinde gesagt, unwahrscheinlich. Ein bewußtloser Mensch nimmt normalerweise nach kurzer Zeit im Wasser eine umgekehrte Stellung ein, das heißt, er schwimmt mit dem Rücken nach oben und dem Gesicht unter der Wasseroberfläche. Ein Bewußtloser kann nicht auf dem Wasser schwimmen und atmen.

Igors Behauptungen darüber, daß Frühgeborene in manchen Fällen Sauerstoffmangel besser aushalten können als vollentwickelte Säuglinge, sind richtig. Seine Zahlenangaben entsprechen jedoch nicht unseren Erfahrungen. Neugeborene können nicht zehn bis fünfzehn Minuten lang unter Sauerstoffmangel stehen — schon nach zehn Minuten treten irreparable Gehirnschädigungen auf.

Was Bioenergie, Biofelder und Geistheilen betrifft, so ist mir im Westen keinerlei Forschung bekannt, die die Richtigkeit von Igors Darstellung unter klaren Beweis stellen würde. Unsere Erfahrungen scheinen sich jedoch in gewissen Punkten zu berühren: Igor meint zum Beispiel, daß in Entbindungsstationen eine ungesunde Atmosphäre herrscht, weil die Biofelder vieler angespannter Menschen aufeinanderprallen. Wir wissen unsererseits, daß die Angst, die in einer Frau durch die fremde und angespannte Krankenhausatmosphäre ausgelöst wird, die Ausschüttung bestimmter Hormone hervorruft, die sich auf gewisse physiologische Prozesse während der Wehen störend auswirken.

Während meines Besuches füllte Igor die Badewanne mit Wasser und zeigte mir, wie er das erste Wassertraining durchführt. Er hat eine Ruhe an sich, eine warme, liebevolle Harmonie, die in diesem Augenblick das kleine Badezimmer erfüllte. Wenn die Erfahrung für das Kind positiv sein soll, ist es wesentlich, daß keine Angst vor dem Wasser oder vor der Trainingssituation da ist.

Der kleine Kolja bewegte sich mit ruhigen, entspannten Bewegungen im Wasser umher. Sein Gesicht, seine klaren, weitoffenen Augen, sahen unter Wasser gelassen und neugierig aus. In kurzen Abständen tauchte sein kleiner Kopf aus dem Wasser auf, er mußte heraufkommen um Luft zu holen. Dieses ganze Erlebnis berührte mich tief.

Was an Igors Arbeit einzigartig neu ist und was wirklich die Vorstellung beflügelt, ist der philosophische Aspekt seiner Entwicklungstheorien, an dessen wissenschaftlicher Dokumentation er arbeitet und der auch in diesem Buch dargestellt ist.

Der Teil seiner Arbeit jedoch, der in diesem Land am leichtesten akzeptierbar ist, ist sein sorgfältig ausgearbeitetes Trainingsprogramm für Eltern.

Die Mutter ist dazu angehalten, soviel Zeit wie möglich im Wasser zu verbringen und so früh wie möglich in der Schwangerschaft mit ihrem eigenen Trainingsprogramm zu beginnen. Ein wichtiger Teil des Trainings der Mutter ist, sich *unter Wasser* umherzubewegen und herumzuschauen. Nach Igors Meinung lernt das Baby schon im fötalen Zustand sehr viel, das es später praktisch verwenden kann. Dem Vater wird auch geraten, Zeit mit Wasserübungen zu verbringen.

Meine Einstellung als Psychologin ist, daß dieses Training den Eltern mehr Gelegenheit zur Zusammenarbeit und zum Zusammenspiel um das erwartete Kind gibt. Es hilft der Mutter auch, sich in positiver und sinnlicher Weise auf ihren wachsenden Körper zu beziehen.

Das Trainingsprogramm enthält auch detaillierte Anweisungen für die Entbindung und regelmäßige Treffen im Schwimmbad mit Eltern von Neugeborenen (zusammen mit ihren Kindern)

Und schließlich: Igor beschreibt, wie Babys beim Schwimmen im Dunkeln den Weg zu ihrer Mutter finden können, indem sie sich ihres Geschmackssinnes bedienen. Das müßte ich sehen, um es glauben zu können, obwohl ja allgemein bekannt ist, daß ein Neugeborenes seine Mutter schon nach wenigen Tagen am Geschmack erkennen kann, beim Stillen zum Beispiel.''

Annelie Traugott, Kinderpsychologin:

,,Ich lernte Igor Tjarkovskij zufällig in Moskau kennen, — ein faszinierender und anregender Mensch'', sagt Annelie Traugott. Sie ist Kinderpsychologin und arbeitet im Krankenhaus in Danderyd.

,,Igor Tjarkovskij betrachtet es als seine Lebensaufgabe, eine Methode der Entbindung und des Umgangs mit Neugeborenen zu entwickeln und zu verbreiten, die die traumatischen Auswirkungen der Geburt und der Anpassung an das Leben außerhalb des Mutterleibes auf ein Minimum verringern. Das kleine Menschenwesen kann so mit voller Verfügung über sein Entwicklungspotential sein Leben beginnen.

Während der letzten Jahre wurde auf dem Gebiet der Psychotherapie den allerfrühesten Lebenserfahrungen der Kinder sehr viel Aufmerksamkeit gewidmet. Wir haben diese ganz frühen Erinnerungen auf verschiedenen Wegen auf die Bewußtheitsebene gehoben und gesehen, daß sie in dem großen Puzzle der menschlichen Entwicklung wichtige Teile darstellen.

Meine erste Begegnung mit Igor fand bei ihm zu Hause statt. Sein jüngster Sohn Kolja war damals eine Woche alt. Er lag nackt auf dem Bett, ein ungewöhnlicher Anblick in der Sowjetunion, wo die Leute ihre Kinder gewöhnlich in dicke Kleiderschichten verpacken. Seine Eltern nahmen ihn auf und trugen ihn viel herum, in waagerechter Lage, mit der Hand unter seinem Bauch, um dem Rücken zu stützen. Sie sagten, das sei gut für die Atmung und für die Rückenmuskulatur.

sowie mit anderen werdenden Eltern. Als Teil ihrer Vorbereitung dürfen die werdenden Eltern auch, wenn möglich, bei einer Geburt unter Wasser zuschauen.

Igors Programm ist, mit anderen Worten, eine breitangelegte ‚Erziehung' für Eltern, die planen, ihr Kind unter Wasser auf die Welt zu bringen und zu trainieren. Das Programm liefert eine intensive physische, geistige und soziale Vorbereitung dafür, ein neues Leben auf der Welt zu empfangen.''

Pir Vilayat Khan
DER RUF DES DERWISCH
Pir Vilayat Inayat Khan ist Leiter des Sufi Ordens im Westen, der von seinem Vater Hazrat Inayat Khan gegründet wurde. Er ist bestrebt, den Weg und die Essenz der Sufi-Tradition besonders dem westlichen Menschen erlebbar zu machen.
224 Seiten, 24,— DM

Hazrat Inayat Khan
DAS ERWACHEN DES MENSCHLICHEN GEISTES
224 Seiten, zahlreiche Photos, 24,— DM

B. Geier
BIOLOGISCHES SAATGUT AUS DEM EIGENEN GARTEN
Auswahl, Behandlung, Pflege, Voranzucht und Aussaat
Incl. Übersichtsposter, durchgehend Photos und Zeichnungen, 240 Seiten, 28,— DM

Sie erhalten die Bücher des SYNTHESIS Verlages in jeder guten Buchhandlung. Bei Bezugsproblemen wenden Sie sich bitte direkt an den SYNTHESIS Verlag, S. Gerken, Lutterbecks Busch 9, 4300 Essen 1

In Vorbereitung

R. Kurtz
KÖRPERZENTRIERTE PSYCHOTHERAPIE
Die Hakomi-Methode
Körper und Bewegungen eines Menschen drücken zentrale Anschauungen, Selbstkonzepte, Bedürfnisse, Gefühle und Besonderheiten seines Daseins aus. Psychologische Informationen formen den Körper. In Anerkennung dieser Verbindung (Körper/Geist-Einheit) beginnt die Methode mit dem Körper.
Besonderes Kennzeichen der Hakomi-Methode ist die genaue Anwendung der buddhistischen Prinzipien von *Innerer Achtsamkeit* — die Aufmerksamkeit wird auf das gelenkt, was jetzt genau innen vor sich geht — und *Gewaltlosigkeit* — wir unterstützen Abwehr und spontanes Verhalten, lassen entwickeln anstatt zu konfrontieren und zu bekämpfen.
Durch genaues, langsames und saftes Arbeiten schaffen wir eine sichere und stützende Atmosphäre, in der Wachstum und Veränderung möglich werden.

P. Mandel (HP)
DIE ENERGETISCHE-TERMINALPUNKT-DIAGNOSE
Die Energetische-Terminalpunkt-Diagnose aus der Kirlian-Fotografie
Die E-T-D ist eine Methode, die energetische diagnostische Hinweise, therapeutische Maßnahmen und exakte Therapiekontrollen aufzeigt.
Die E-T-D basiert auf den Erkenntnissen des russischen Ehepaares Kirlian und der Fotografie der Terminalpunkte, d.h. der Anfangs- und Endpunkte der Klassischen Akupunktur.
Die E-T-D, von P. Mandel entwickelt, wurde in seinem *Institut für wissenschaftlich energetische Fotografie und Diagnostik* als einzige Forschungsstätte in der BRD mit über 250.000 Aufnahmen visuell-dokumentarisch festgehalten.
Die Informationsfähigkeit aller am Leben beteiligten Systeme wird dadurch im Energiefluß nachgewiesen. Ursachen von Krankheitssymptomen werden aus einem E-T-D-Bild herausgelesen. Alle Unregelmäßigkeiten im körperlichen Geschehen lassen sich in einem Abstrahlungsbild sichtbar machen. Diese sind von eminenter prophylaktischer Bedeutung. Jede therapeutische Manipulation läßt sich in einem Abstrahlungsbild positiv oder negativ nachweisen.
ca. 220 S., über 150 Photos u. Zeichnungen, gebunden, 48,— DM

Dr. G. Fisch
CHINESISCHE HEILKUNDE IN UNSERER ERNÄHRUNG
Das Buch umfaßt u.a.: Energie-Konzept der Akupunktur; 5-Elementen-Lehre; Energie der Nahrung und ihr Umwandlungsprozeß im Körper; Frühdiagnose von Krankheiten und Einleitung der Heilprozesse; Rezepte.

Dr. Jan Foudraine (Sw. Deva Amrito)
BHAGWAN, KRISHNAMURTI, C.G.JUNG UND DIE PSYCHOTHERAPIE

Dr. J. Pierrakos
DIE ENERGIE DEINES ZENTRUMS
Entwicklung und Anwendung der CORE-Therapie
Pierrakos neuer therapeutischer Ansatz basiert auf der Erkenntnis: 1. Der Mensch ist eine psychosomatische Einheit. 2. Die Quelle der Heilung liegt im Selbst. 3. Alles Existierende bildet eine Einheit.
Über die Weiterentwicklung des Reich'schen Therapieansatzes in Verbindung mit den Erkenntnissen der neuen Physik und unter Einbeziehung seiner geistig/spirituellen Erfahrungen, entwickelte Pierrakos sein Konzept der Core-Therapie, der Kraft des menschlichen Zentrums.
Dr. J. Pierrakos hat mit Dr. A. Lowen das *Institute for Bioenergetic Analysis* gegründet und die Bioenergetik mitentwickelt. Aufgrund seiner geistig/spirituellen Erfahrungen gründete er später sein eigenes *Institute for the New Age*.

U. Sollmann (Hrsg.)
BIOENERGETISCHE ANALYSE
Erstveröffentlichungen weiterentwickelter Konzepte und Praxisanalysen.

Dr. M. Brown
DIE HEILENDE BERÜHRUNG
Einführung in die Organismische Psychotherapie

Dr. Jan Foudraine (Sw. Deva Amrito)
BHAGWAN SHREE RAJNEESH
Eine weitere Bhagwan-Biographie, die auf den bisher kaum veröffentlichten Reden Bhagwans auf seinen Reisen durch Indien basiert. Ganz gleich, ob Sie mit Liebe oder Vorurteil diesem Buch begegnen, wird es zu einer intensiven Begegnung mit einem der bedeutendsten Gelehrten und Meister unserer Zeit.

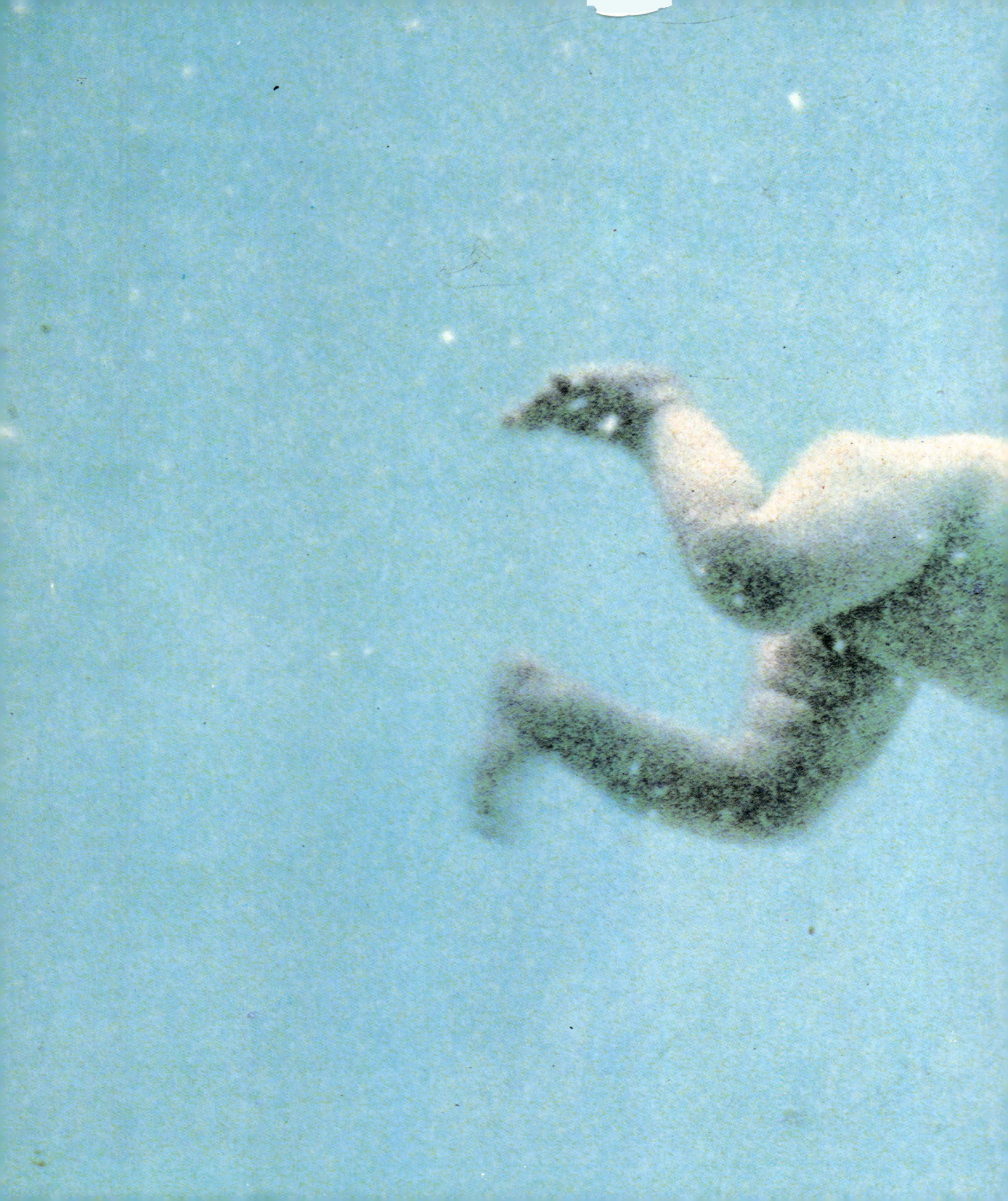